長友佑都専属シェフが考案

食べて脂肪が燃える魔法のレシピ

Tatsuya Kato
加藤超也

GENTOSHA
幻冬舎

PART 1

肉や魚介を使った メインの一皿

PART 2

野菜や豆腐などを使った サイドメニュー

PART 3

やっぱり欠かせない

ご飯、麺、パン

PART 4

ちょっとしたお楽しみ

スープ、デザート

- 栄養素の量は、材料の「好みに応じて」は「0g」、「適量」は「写真に写っている量」で計算しています。
- 調理時間に、漬けおき・寝かせる・低温加熱調理などの時間は含んでいません。
- 小さじ1は5㎖、大さじ1は15㎖、1カップは計量カップの200㎖です。
- 野菜類は、特に指定のない場合は、「洗う」「皮・薄皮をむく」「へた・種を取る」などの作業を済ませてからの手順で説明しています。
- 特に表示のある場合以外、砂糖は天然素材でカロリーゼロの「ラカントS」、白米は低カロリー・低糖質の「へるしごはん」を使用しています。
- 低温加熱調理に使用している炊飯器は調理機能付きです。炊飯以外に使用する場合は、取扱説明書を読み、調理が可能かどうかを確認してください。

はじめに

「ファットアダプト食事法」とは

糖質を適度に減らすことで、脂質がエネルギー源になって、痩せやすい体をつくります

ファットアダプト食事法とは、サッカー日本代表として3度のW杯出場経験を持つ長友佑都選手のために考案され、長友選手が実践している食事法のことです。彼はこの食事法を始めて1カ月もしないうちに、脳と筋肉が思いどおりに働くようになり、集中力も途切れることなく、体のキレとスピードが戻ってきました。間違いなく、アスリートとしてのパフォーマンスが向上したのです。長友選手が実践するこの食事法が、実はダイエットにも効果的。体質を根本から改善し、痩せやすい体へと導くのです。

ファットアダプト食事法でキーポイントとなるのは、糖質と脂質です。

「血糖値」という言葉は、多くの人が知っていると思いますが、この数値の急激な上昇が痩せにくさにつながるのは知っていますか?
体内に取り込んだ糖質はエネルギーになりますが、摂りすぎた分は脂肪として溜め込んでしまいます。加えて、血糖値が急上昇すると、糖質は脂肪に変わりやすい状態になります。糖質は、ご飯やパン、パスタなどの炭水化物に多く含まれているので、これらを毎日の食事で多く摂ると、太りやすくなってしまうというわけです。

ファットアダプト食事法で糖質を適度に減らすと、こうした脂肪の蓄積を抑えることができます。同時に、糖質の摂取量が減ると、糖質からエネルギーを確保することが難しくなるため、脂質がエネルギー源になり、脂肪がつきにくくなります。
脂質は、エネルギーになる過程で脂肪を燃やす引き金になるので、良質な脂質を積極的に摂ると「アブラでアブラを燃やす」サイクルが体にでき、余分な脂肪を燃やして、痩せやすい体になるのです。

ファットアダプトレシピで実践!

14日間で脂肪をエネルギーに変えやすくする体質へと切り替わり、実際に変化が起きるのは28日目以降。

ファットアダプトレシピのポイント

1 糖質は1食40〜60gにする

1食の糖質の適正量はその人の活動量によっても異なりますが、一般に血糖値が上がりすぎない糖質量は40〜60g。毎日の食事で最も多くの糖質を摂っているのが、ご飯やパン、麺類などの主食です。これらの主食は30g前後を目安にし、1食トータルで40〜60gになるように調整しましょう。

コツ!
糖質が何にどのくらい入っているかを知っておきましょう。文部科学省の「食品成分データベース」で確認することができます。低糖質の食品を使うのも手です。この本では、ご飯（白米）は「へるしごはん」、砂糖は「ラカントS」という低糖質食品を使用しています。

2 良質な油脂を使う

詳細はP.6

糖質の代わりにエネルギー源になる脂質、つまり油脂は料理を作るうえでとても重要になってきます。オリーブオイル、ごま油、アマニ油など調理時に使う油、肉や魚に含まれる脂と、実にさまざまな油脂がありますが、それぞれの特性を知り、良質なものにこだわりましょう。

3 献立は主食＋三菜

三菜は、メインのおかずである主菜1品+サブのおかずの副菜2品で考えます。主菜で摂りたいのはタンパク質と脂質のため、1食分で多く摂れる肉類か魚を選びます。昼食が豚肉だったら、夕食はさばという具合に1日のうちで肉と魚介を両方食べるようにしましょう。

副菜は野菜、きのこ、海藻などに、タンパク質をプラスするようにします。しいたけやエリンギをハムやアンチョビでソテーしたり、わかめとゆでだこで酢の物を作ったりしましょう。

コツ!
魚介は缶詰を使えば簡単で、食卓への登場回数も増やせます。さば、いわし、さんまといった青魚も缶詰なら手軽に食べられます。ただし、さばやいわしのみそ煮、さんまの蒲焼きは避けるようにしてください。調味料として砂糖やみりんが多く含まれていて、糖質の過剰摂取につながる可能性があります。

良質な油脂とは

積極的に摂りたい良質な油脂の代表的なものは以下の4種類です。

※臨界温度＝この温度以上で加熱すると、トランス脂肪酸が発生し、酸化する。

飽和脂肪酸

ステアリン酸・ミリスチン酸・パルミチン酸が代表的

牛肉、卵、バターなどの動物性食品に多いもの。その動物の育てられた環境が重要で、牛肉なら国産がおすすめですが、外国産ならオーストラリアかニュージーランド産のものを。卵は、平飼いで育てられた鶏から産まれたものがおすすめです。

ココナッツバターやココナッツオイルなどの植物性食品にも含まれています。

オメガ6脂肪酸

リノール酸が代表的

●ごま油

適した調理法　炒める・かける・あえる・焼く

臨界温度　150°C　保存方法　冷暗所

●紅花油

適した調理法　炒める・かける・あえる・焼く

臨界温度　150°C　保存方法　常温

●ほかに大豆油など

オメガ9脂肪酸

オレイン酸が代表的

●オリーブオイル

適した調理法　炒める・揚げる・かける・あえる・焼く

臨界温度　210°C　保存方法　冷暗所

●米油

適した調理法　炒める・揚げる・かける・あえる・焼く

臨界温度　—　保存方法　冷暗所

オメガ3脂肪酸

α-リノレン酸・EPA・DHA

●えごま油、アマニ油

適した調理法　かける・あえる

臨界温度　非加熱　保存方法　冷蔵
高温になりやすいガス台付近には絶対に置かないこと

●青魚の魚油（さば、いわし、あじなど）

避けるべき油

酸化した油の見分け方

いやな においがする

色が濃くなる

酸化した油と人工的な油は摂らないようにしましょう。

酸化した油を摂ると細胞や遺伝子を傷つけてしまうことがわかっており、揚げてから時間が経過している食品は油が酸化している可能性が高いため、避けたいもののひとつです。しかし、揚げたての唐揚げやとんかつはファットアダプトの視点からもおすすめ。酸化の心配がないうえに、糖質が低く脂質とタンパク質を摂ることができる食事です。

揚げ物に使った油は、長時間高熱で調理に使われたため、かなり酸化しています。再利用は控えましょう。油ろ過器では酸化した油は除けません。揚げ物には油をたくさん使うため、高級な油を使いまわすより、安くても新鮮な油を使うほうが健康にもダイエットにもいいのです。

マーガリン、ファットスプレッド、ショートニングなどに代表されるトランス脂肪酸も避けたい人工的な油です。トランス脂肪酸を摂りすぎると生活習慣病のリスクが高くなるといわれています。

PART 1

肉や魚介を使った

メインの一皿

肉や魚介はほかのタンパク源よりも、一皿で多くのタンパク質と脂質を摂れます。昼食が豚肉だったら夕食はさばという具合に、1日の中で肉と魚介を両方食べるようにしましょう。

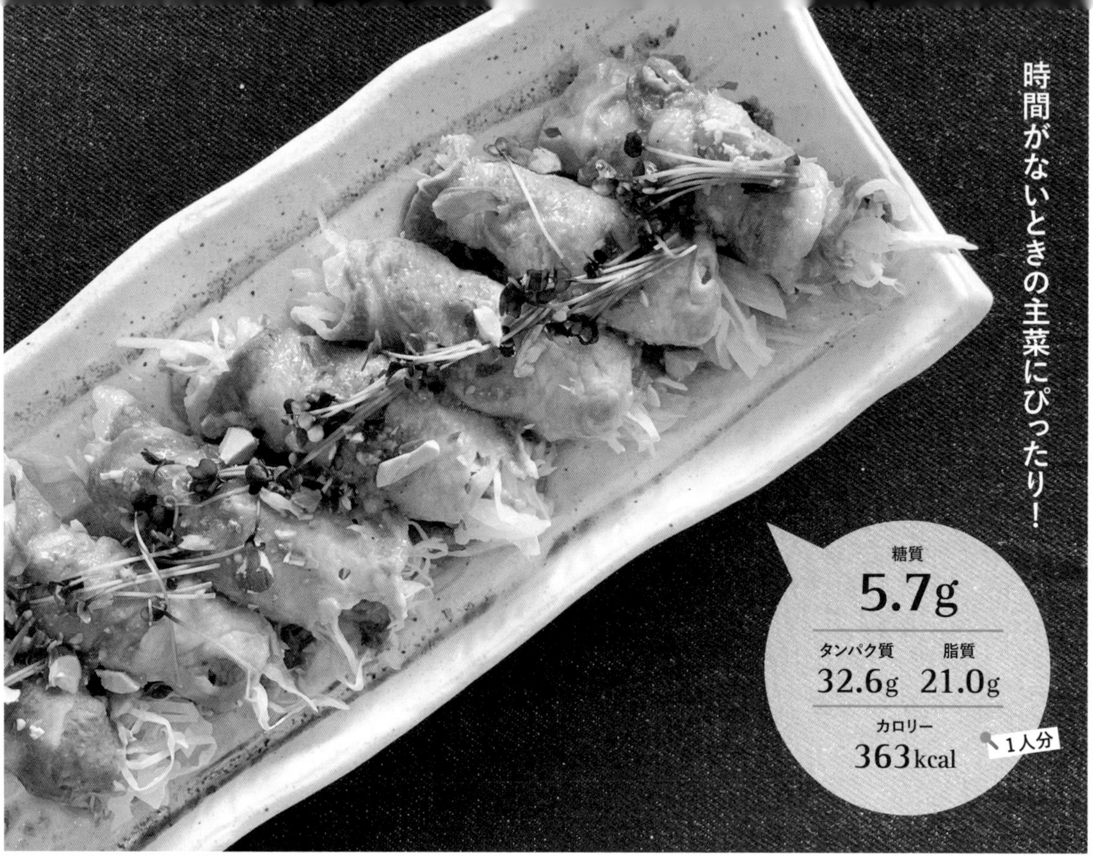

調理時間 15分

豚ロース肉とキャベツのレンジ蒸し 自家製だれ

材料 2人分

- **豚ロース薄切り肉** …… 300g
- **キャベツ(せん切り)** …… 1/5個分
- **醤油** …… 小さじ2
- **ごま油** …… 小さじ2

●自家製だれ

- **にんにく(すりおろす)** …… 小さじ1
- **しょうが(すりおろす)** …… 小さじ1
- **ポン酢醤油** …… 大さじ2
- **ラカントS** …… 小さじ2
- **豆板醤** …… 少々
- **ごま油** …… 小さじ2

●トッピング

- **カイワレダイコン** …… 好みに応じて
- **アーモンド(細かく刻む)** …… 好みに応じて

作り方

❶ バットに豚肉を入れ、醤油とごま油を加えてなじませる。
❷ ❶でキャベツを巻く。
❸ ❷を耐熱皿に入れてラップをかけ、電子レンジ500〜600Wで5〜6分加熱する。
❹ ボウルに自家製だれの材料を入れ、混ぜ合わせる。
❺ ❸に火が通ったら、キッチンペーパーで水気をしっかりと拭き取り、器に盛り付ける。
❻ ❺に❹のたれをかけ、好みに応じてカイワレダイコンとアーモンドをのせる。

POINT

究極の時短料理。たれは作り置きが可能なので、多めに作って冷蔵庫に入れておくと便利です。

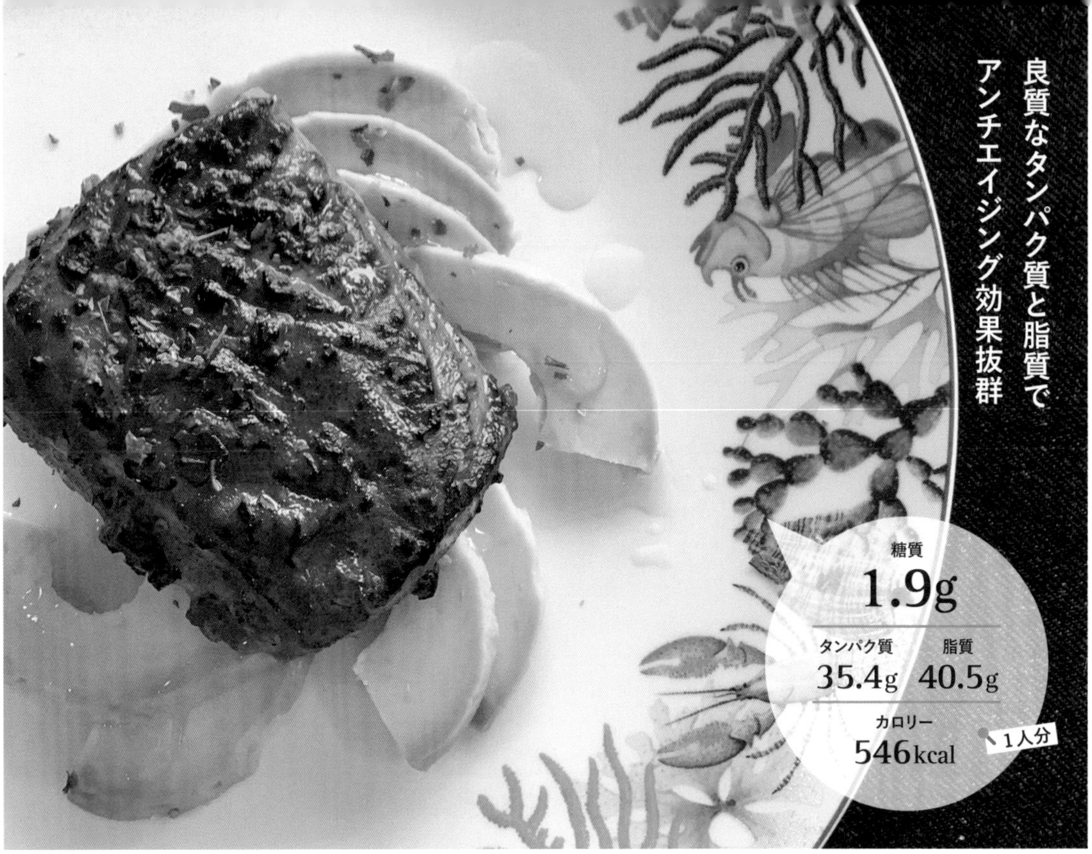

調理時間 35分

サーモンとマスタードのオーブン焼き

材料 **2人分**

サーモン（切り身） …… 2切れ（260g）
アボカド（スライス） …… 120g

●合わせ調味料

にんにく（みじん切り） …… 2片分
ラカントS …… 小さじ2
ディジョンマスタード …… 大さじ1と2/3
塩 …… ひとつまみ
パプリカパウダー …… 少々

●トッピング

パセリ …… 好みに応じて
黒こしょう …… 好みに応じて
オリーブオイル …… 小さじ2

作り方

❶ ボウルに合わせ調味料の材料を入れ、混ぜ合わせる。
❷ サーモンを❶のボウルに入れ、冷蔵庫で1時間以上寝かせる。
❸ ❷を180℃に予熱したオーブンで20分ほど焼く。
❹ 器にアボカドと❸を盛り付け、好みに応じて黒こしょうをふってパセリをちらす。オリーブオイルをかける。

POINT

ディジョンマスタードは、粒マスタードよりまろやかで上品な辛さが特徴です。粒マスタードで代用してもOKです。

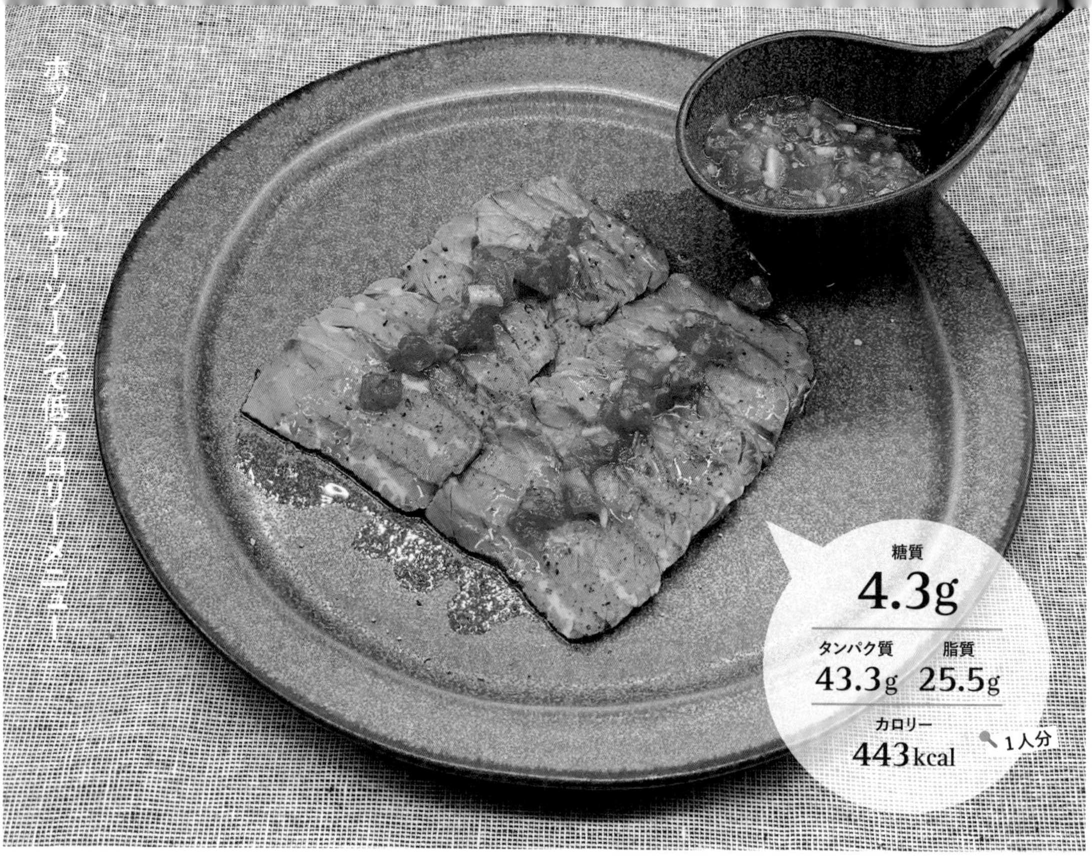

ローストビーフ フレッシュトマトのサルサ

調理時間 30分

材料 2人分（サルサは4人分）

牛ももかたまり肉 …… 400g

●フレッシュトマトのサルサ

- トマト（中玉） …… 2個
- 玉ねぎ（みじん切り） …… 1/6個分
- にんにく（みじん切り） …… 1/2片分
- パセリ（乾燥） …… 少々
- タバスコ …… 小さじ1/2
- ラカントS …… 小さじ1
- 塩 …… 小さじ1/2
- 黒こしょう …… 少々
- オリーブオイル …… 大さじ1

●トッピング

- 塩 …… 少々
- 黒こしょう …… 少々
- オリーブオイル …… 適量

POINT

トマトのサルサは冷蔵庫で3〜4日間もちます。鶏肉や魚のソテーに添えてもおいしいので作り置きをおすすめします。

作り方

❶ 牛肉の水気をキッチンペーパーで拭き取り、ジッパー付きポリ袋に入れる。空気を抜いて密閉状態にして、袋の口を閉じる。

❷ 低温調理器を使用する場合は、57°Cで3時間30分に設定して❶を低温加熱調理する。炊飯器を使用する場合は、炊飯釜に沸騰直前の湯を入れてから❶を入れ、保温スイッチを押して1時間加熱調理する。

❸ トマトのサルサを作る。トマトはへたをくりぬき、反対側に軽く十字に切り込みを入れる。沸騰した湯と氷水を用意し、トマトを湯の中に5〜10秒くぐらせてから氷水につけ、皮を取り除いてキッチンペーパーで水気を拭き取る。種を取り除き、1㎝角に切る。

❹ ボウルに❸、にんにく、玉ねぎを入れたら、残りのサルサの材料を加えてかき混ぜ、できあがり。冷蔵庫に入れておく。

❺ ❷のローストビーフができあがったら、冷水か氷水で袋ごと冷やす。袋から取り出し、キッチンペーパーで水気を拭き取り、冷蔵庫に入れる。

❻ ローストビーフは食べる直前に冷蔵庫から取り出し、薄くスライスして器に盛り付ける。塩と黒こしょうをふり、オリーブオイルを回しかける。トマトのサルサを好みの量トッピングする。

チキン南蛮

材料 **2人分**

鶏もも肉 …… 340g
ごま油 …… 大さじ1
片栗粉 …… 大さじ2

●合わせ調味料
醤油 …… 大さじ2
ラカントS …… 大さじ2
穀物酢 …… 大さじ2

●タルタルソース
ゆで卵 …… 2個
ケッパー …… 小さじ1
マヨネーズ …… 大さじ4
塩 …… 少々
黒こしょう …… 少々
パセリ …… 少々
レモン汁 …… 1/4個分

●トッピング
紫キャベツ(せん切り) …… 好みに応じて
黒こしょう …… 好みに応じて
パセリ(みじん切り) …… 好みに応じて

作り方

❶ タルタルソースを作る。ゆで卵とケッパーを細かく刻む。ボウルに残りのタルタルソースの材料を入れ、混ぜ合わせる。
❷ 別のボウルに合わせ調味料の材料を入れ、混ぜ合わせる。
❸ 鶏肉は余分な脂身や筋を切り、4等分に切る。
❹ ❸の鶏肉に片栗粉をまぶす。
❺ フライパンを熱し、温まったらごま油を入れて、弱火で鶏肉を皮目からじっくりと焼く。裏返して同様に焼く。余分な脂はキッチンペーパーで拭き取る。
❻ 鶏肉に火が通ったら、❷を入れて煮からめる。
❼ ❻を器に盛り付け、❶のタルタルソースをかける。好みに応じて紫キャベツをのせ、黒こしょうをふってパセリをちらす。

調理時間 30分

POINT

鶏肉を揚げないバージョンです。タルタルソースに使用するケッパーがなければ、ピクルスや漬物でも代用可能です。

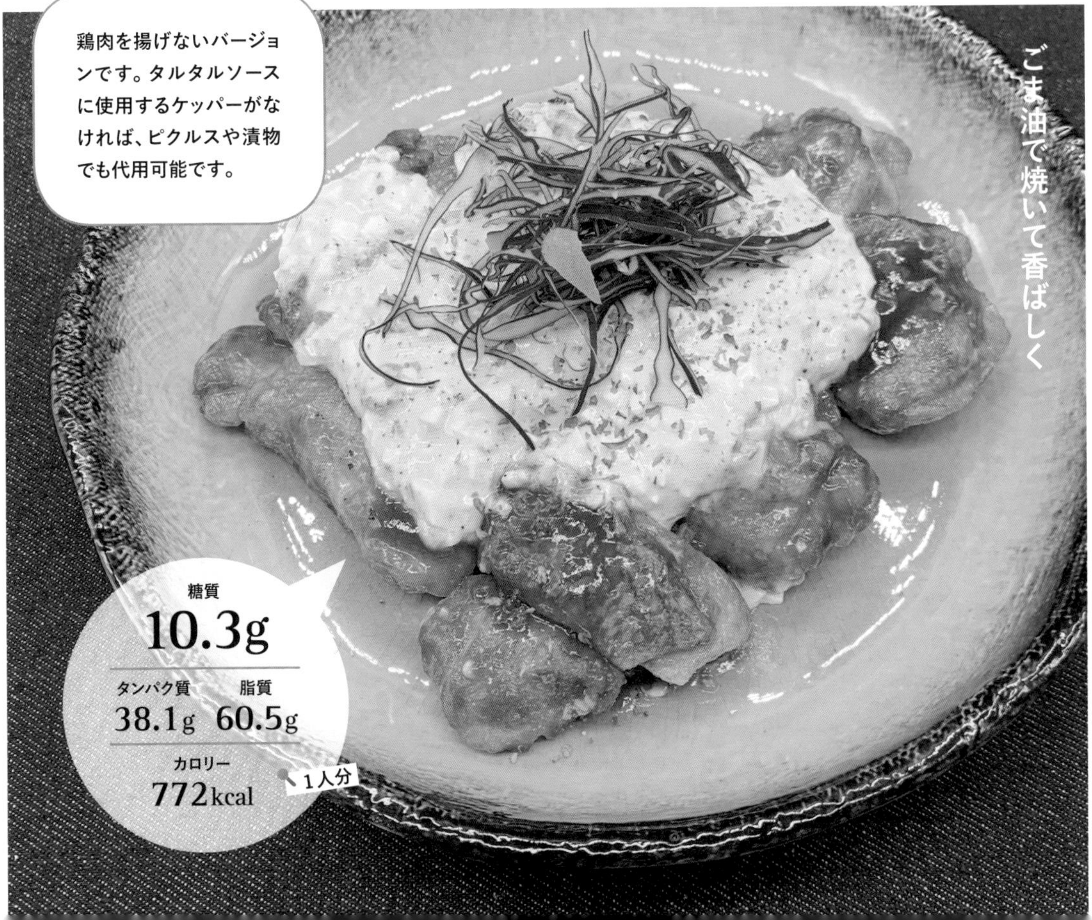

糖質
10.3g
タンパク質 **38.1g** 脂質 **60.5g**
カロリー **772kcal**
1人分

豚キムチ

材料　2人分

豚もも薄切り肉（10㎝幅に切る）
…… 400g
白菜キムチ …… 400g
玉ねぎ …… 1個
にら …… 2束
もやし …… 2袋（400g）
ごま油 …… 大さじ2
塩 …… 少々
黒こしょう …… 少々
みりん …… 小さじ2
醤油 …… 小さじ2
白ごま …… 少々

作り方

❶ もやしの下準備をする。沸騰した湯に、塩と酢各小さじ2（材料外）を入れる。もやしを入れて1分ゆでたら、ざるにあげて水気をしっかりときる。
❷ にらは5㎝幅に、玉ねぎは5㎜幅に切る。
❸ ボウルに豚肉を入れ、塩と黒こしょうをふる。キムチと玉ねぎを加えて、味がなじむようによく揉み込む。
❹ フライパンを熱してごま油を入れ、❸を入れて強火で炒める。
❺ 豚肉に火が通り、玉ねぎがしんなりしてきたら、みりんと醤油を入れる。
❻ ❺ににらともやしを入れて強火のままさらに炒める。にらがしんなりして全体の水分がなくなったら、仕上げに白ごまをふる。

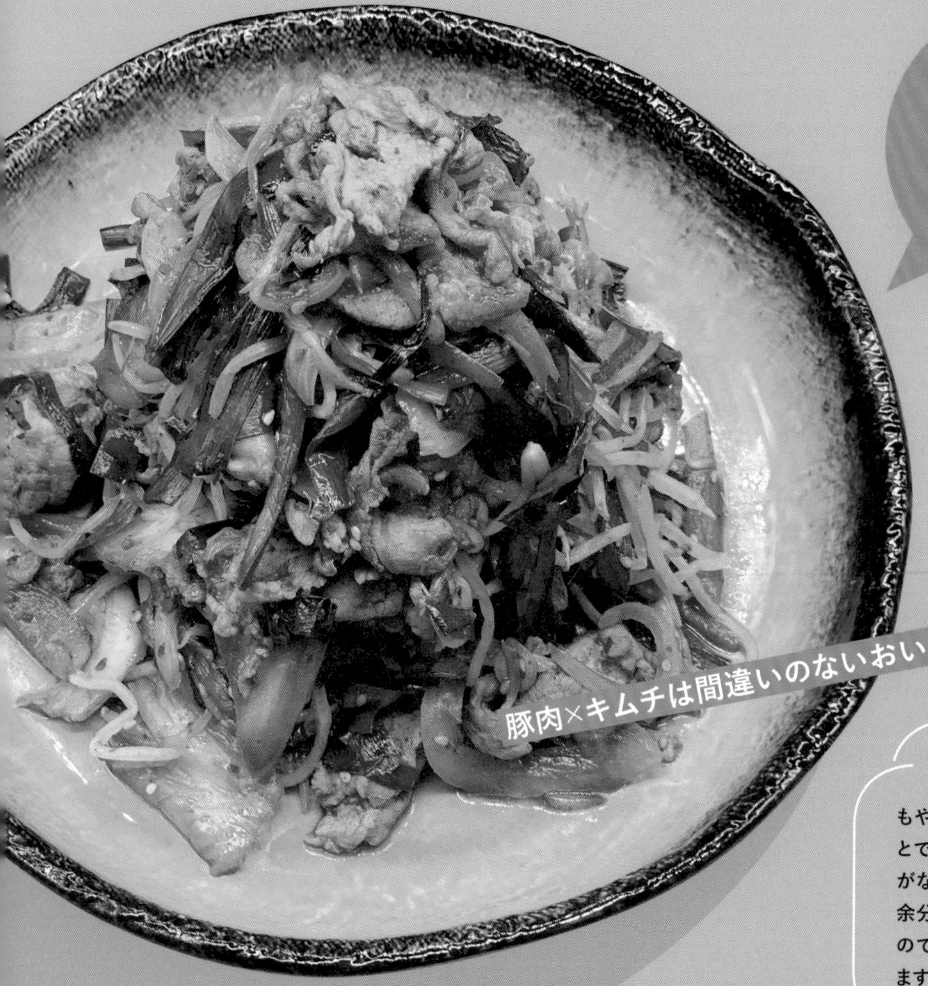

糖質
22.1g
タンパク質 58.8g　脂質 27.9g
カロリー 645kcal　1人分

POINT

もやしの下準備をすることで、もやし特有の臭みがなくなり、炒めるときに余分な水分が出なくなるので格段においしくなります。

調理時間 15分

糖質
8.8g
1人分

タンパク質 15.7g 脂質 37.5g

カロリー 486kcal

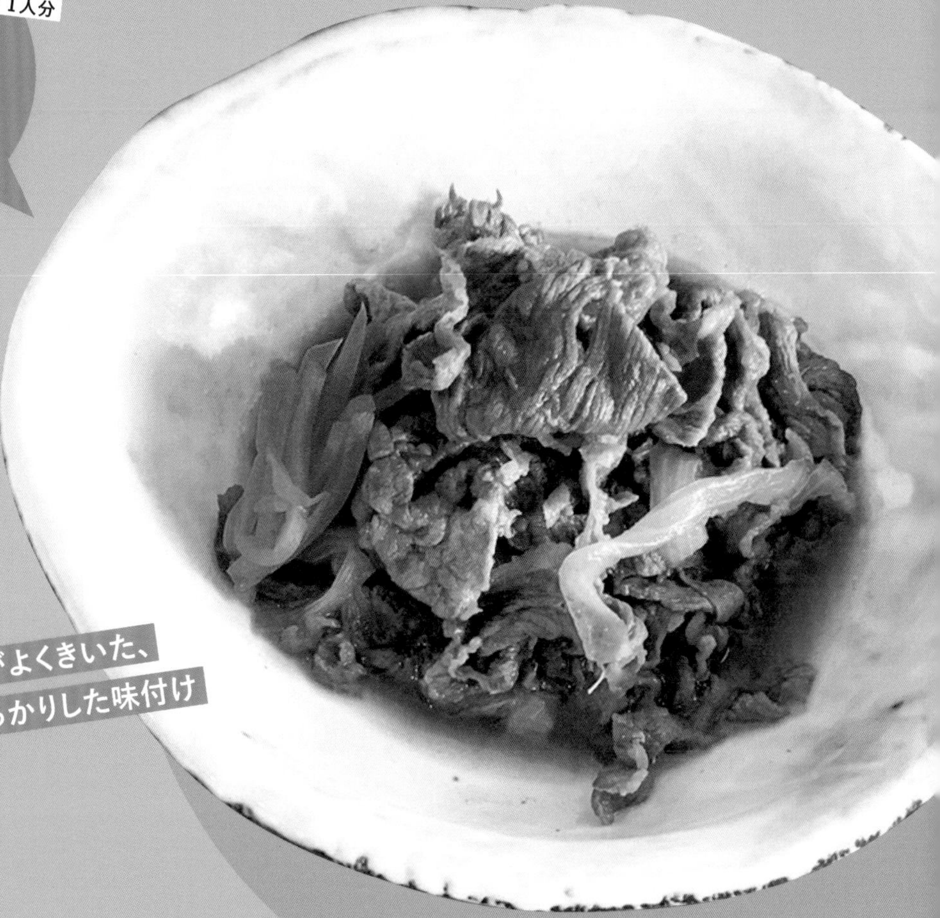

しょうがの風味がよくきいた、
しっかりした味付け

牛皿

材料 2人分

牛肩ロース薄切り肉 …… 200g
玉ねぎ …… 1/2個
しょうが（スライス） …… 2枚
水 …… 1と1/2カップ
みりん …… 大さじ2
ラカントS …… 大さじ1
醤油 …… 大さじ2
●トッピング
紅しょうが …… 好みに応じて

作り方

❶ 玉ねぎは2㎝幅に切る。牛肉は食べやすい大きさに切る。
❷ 鍋に水、みりん、しょうが、玉ねぎを入れ、中火で5分ほど（玉ねぎに火が通る程度）煮る。
❸ ❷に牛肉、ラカントS、醤油を入れ、牛肉に火が通ったら、アクを取り除く。
❹ 蓋をして弱火で5〜10分煮込んだら、火を止めて余熱で味を染み込ませる。
❺ 器に盛り付け、好みに応じて紅しょうがを添える。

POINT

玉ねぎがおいしさの秘訣。玉ねぎをくたくたになるまで火入れすることで調味料の甘さに頼らずに仕上げることができます。

調理時間 30分

鶏唐揚げ 塩麹味

材料 **2人分**

鶏もも肉 …… 500g
片栗粉 …… 大さじ6
●合わせ調味料
　にんにく（すりおろす） …… 小さじ1
　塩麹 …… 大さじ2
　醤油 …… 小さじ2
●あられ衣
　水 …… 小さじ1
　片栗粉 …… 大さじ2
●揚げ油
　米油 …… 適量
●トッピング
　レモン（くし形切り） …… 好みに応じて

POINT

揚げ油は1回使用が鉄則！ 繰り返し使用するのは錆びた油を食べていることと一緒。少量で使い切りをおすすめします。

作り方

❶ 鶏肉を一口大に切る。ボウルに合わせ調味料の材料を入れ、鶏肉を入れてよく揉み込み、冷蔵庫で30分ほど寝かせる。
❷ 鍋に米油を入れ、弱火で160〜180℃に熱する。
❸ バットに片栗粉を入れ、❶の鶏肉にまぶす。1個ずつ丁寧に粉をはたきながら、別皿に移す。
❹ あられ衣を作る。❸のバットに片栗粉と水を入れ、手でつまみながら細かい玉を作る。
❺ ❸の鶏肉に❹のあられ衣をまぶす。
❻ ❷の鍋に菜箸などを入れて、ぷくぷくと細かい泡が立ってきたら160〜180℃になった合図。❺の鶏肉を1個ずつ丁寧に油に入れながら揚げていく。油に入れたら1分程度は鶏肉をさわらないこと。
❼ 鶏肉を菜箸で上下を返しながら揚げ、ある程度火が通ったら、ときどき鶏肉を持ち上げて空気に触れさせながら揚げる。こうすることで二度揚げ効果があり、カリッと仕上がる。
❽ 鶏肉にしっかり火が通ったら、キッチンペーパーを敷いた器に一度取り出し、油をきってから盛り付ける。好みに応じてレモンを添える。

調理時間 30分

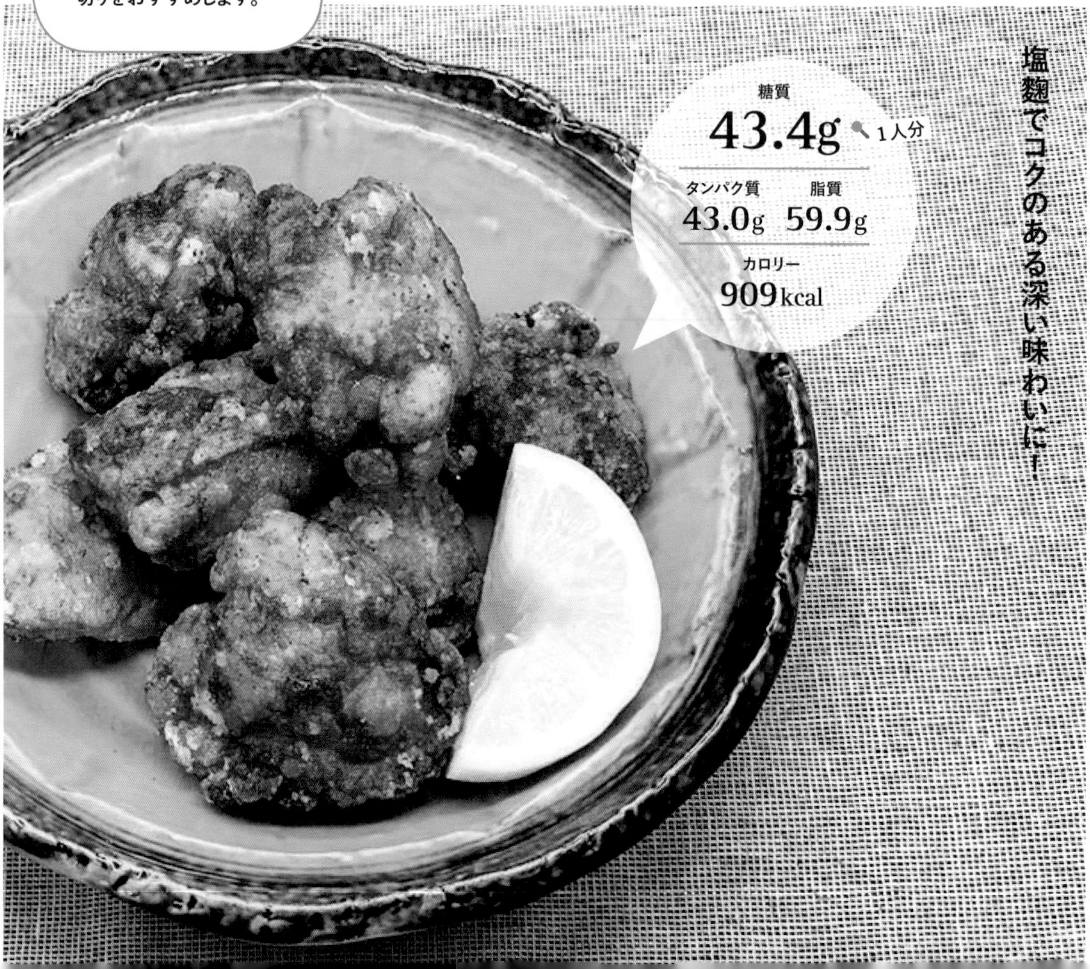

よだれ鶏

材料　**2人分**

鶏むね肉 …… 340g
ラカントS …… 小さじ1
●合わせ調味料
醤油 …… 大さじ2
穀物酢 …… 大さじ2
ラカントS …… 大さじ2
にんにく（すりおろす） …… 小さじ2
しょうが（すりおろす） …… 小さじ2
豆板醤 …… 小さじ1
ラー油 …… 小さじ1
ごま油 …… 小さじ1
白ごま …… 大さじ1と1/3
●トッピング
万能ねぎ（小口切り） …… 少々
ミックスナッツ（細かく砕く）
…… 好みに応じて

作り方

❶ 鶏肉の下準備をする。鶏肉の筋を包丁で取り除き、厚い部分にフォークを数箇所刺し、ラカントSを全体にまぶす。
❷ ❶の鶏肉をジッパー付きポリ袋に入れる。空気を抜いて密閉状態にして、袋の口を閉じる。
❸ 低温調理器を使用する場合は、63℃で50分を目安とし、❷を入れて低温加熱調理する。炊飯器を使用する場合は、炊飯釜に沸騰直前の湯を入れてから❷を入れ、保温スイッチを押して1時間加熱調理する。
❹ ボウルに合わせ調味料の材料を入れ、よく混ぜ合わせる。
❺ 別のボウルに氷水を作り、❸を封を開けずに袋ごと冷やす。
❻ 鶏肉が冷えたら袋から出し、皮を取り除いて、薄切りにする。器に盛り付け、❹の合わせ調味料を全体に回しかけ、万能ねぎと好みに応じてミックスナッツをちらす。

POINT

鶏肉にラカントSをまぶすことで、むね肉特有のパサつきが軽減されます。砂糖は水分を保持するので、余分な脱水を防止し、肉がパサつきづらくなります。

調理時間　30分

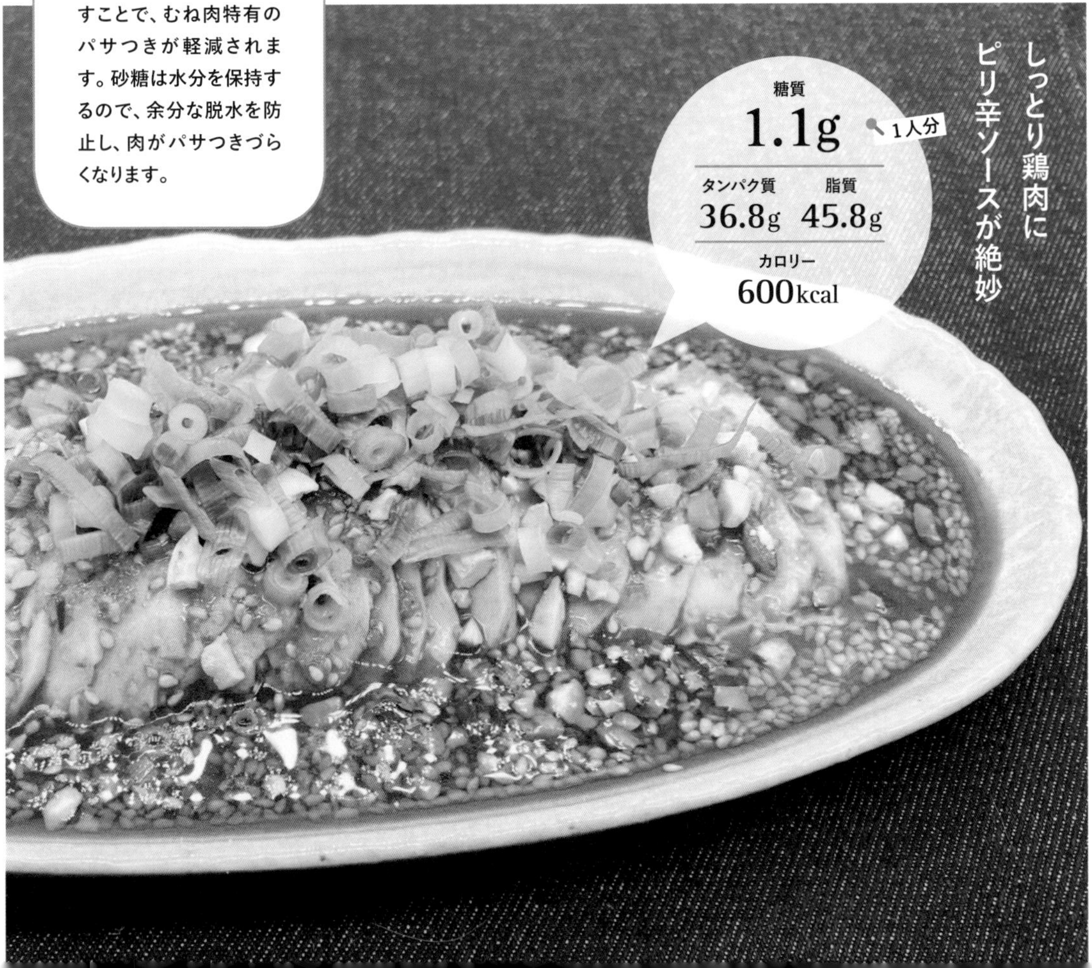

糖質　1.1g　1人分
タンパク質　36.8g　脂質　45.8g
カロリー　600kcal

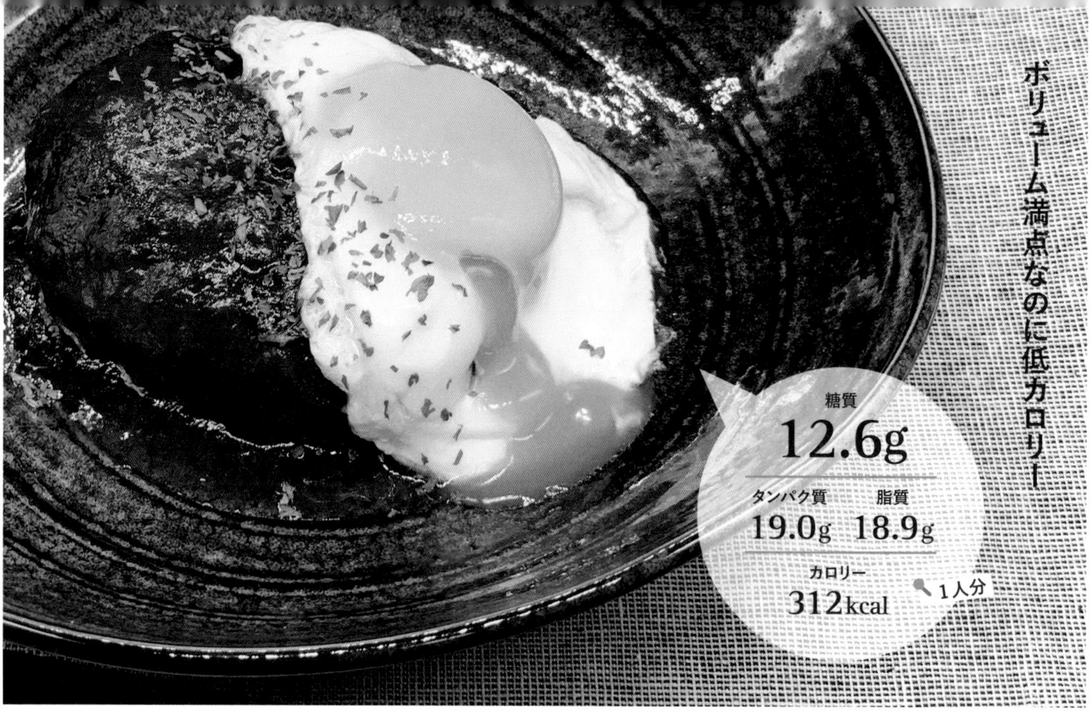

ハンバーグ目玉焼き添え

即席デミグラスソース

調理時間 60分

材料 **2人分**

●ハンバーグ

牛挽き肉 …… 200g
玉ねぎ(みじん切り) …… 1/2個分
溶き卵 …… 1/2個分
ブルーベリージャム …… 少々
生パン粉 …… 20g
塩、黒こしょう …… 各少々
ガーリックパウダー、
パプリカパウダー
…… 各好みに応じて
オリーブオイル …… 小さじ2

●ソース

鶏がらスープの素(顆粒) …… 50g
トマトペースト …… 大さじ1
中濃ソース …… 大さじ1
ラカントS …… 小さじ1

●目玉焼き

卵 …… 2個
オリーブオイル …… 小さじ1

●トッピング

パセリ(乾燥) …… 好みに応じて

作り方

❶ フライパンにハンバーグ用のオリーブオイル、玉ねぎ、塩をひとつまみ(分量外)入れ、甘みが出るように弱火で10〜15分炒める。炒めた玉ねぎをバットに移してラップをかけ、冷凍庫に入れて凍らせる。

❷ ボウルにソースの材料を入れ、混ぜ合わせる。

❸ ❶の玉ねぎはフォークなどで粗めに砕く。

❹ ハンバーグを作る。ボウルに牛挽き肉、ジャム、塩、黒こしょう、好みに応じてガーリックパウダー、パプリカパウダーを入れ、手でつまむようにさっくりと混ぜ合わせる。

❺ ❸の玉ねぎ、溶き卵、パン粉を入れ、ひとかたまりになるようにこねて、2等分に成形する。

❻ フライパンを熱し、油はひかずに、❺を入れて中火で両面に焼き色がつくまで焼く。両面が焼けたら、❷のソースを入れて蓋をし、ときどきハンバーグを返しながら、しっかりと火を通す。ソースを煮詰めたら、蓋をしたまま火を止めて味をなじませる。

❼ 目玉焼きを作る。別のフライパンを熱してオリーブオイルを入れ、卵を割り入れる。水少々(分量外)を入れ、強火にして蓋をし、8〜10秒経ったら火を止め、余熱で半熟にする。

❽ 器にハンバーグとソースを盛り付け、目玉焼きをのせ、好みに応じてパセリをちらす。

POINT

炒めた玉ねぎを一度凍らせることにより、ハンバーグをこねるとき、手の体温で肉の温度が上昇することを軽減できて衛生的にも安全です。

漬けまぐろの黒こしょう焼き
クリームチーズとブルーベリージャム

材料　**2人分**

まぐろ（赤身、さく）…… 200g
醤油 …… 大さじ1
黒こしょう …… 少々
オリーブオイル …… 小さじ1
●トッピング
　クリームチーズ …… 大さじ2
　ブルーベリージャム …… 小さじ2
　イタリアンパセリ
　…… 好みに応じて

作り方

❶ ジッパー付きポリ袋にまぐろと醤油を入れ、袋の空気を抜いて閉じ、冷蔵庫に15～30分入れて味を染み込ませる。
❷ ❶を袋から出してバットに入れ、オリーブオイルをかけてなじませ、黒こしょうをふる。
❸ フライパンを強火にかけ、❷のまぐろの表面全体をさっと焼いて、レアステーキにする。
❹ ❸のまぐろをスライスして器に盛り付け、クリームチーズとジャムをのせる。好みに応じてちぎったイタリアンパセリをのせる。

POINT
チーズはカマンベールチーズ、ジャムははちみつでも代用できます。

調理時間　30分

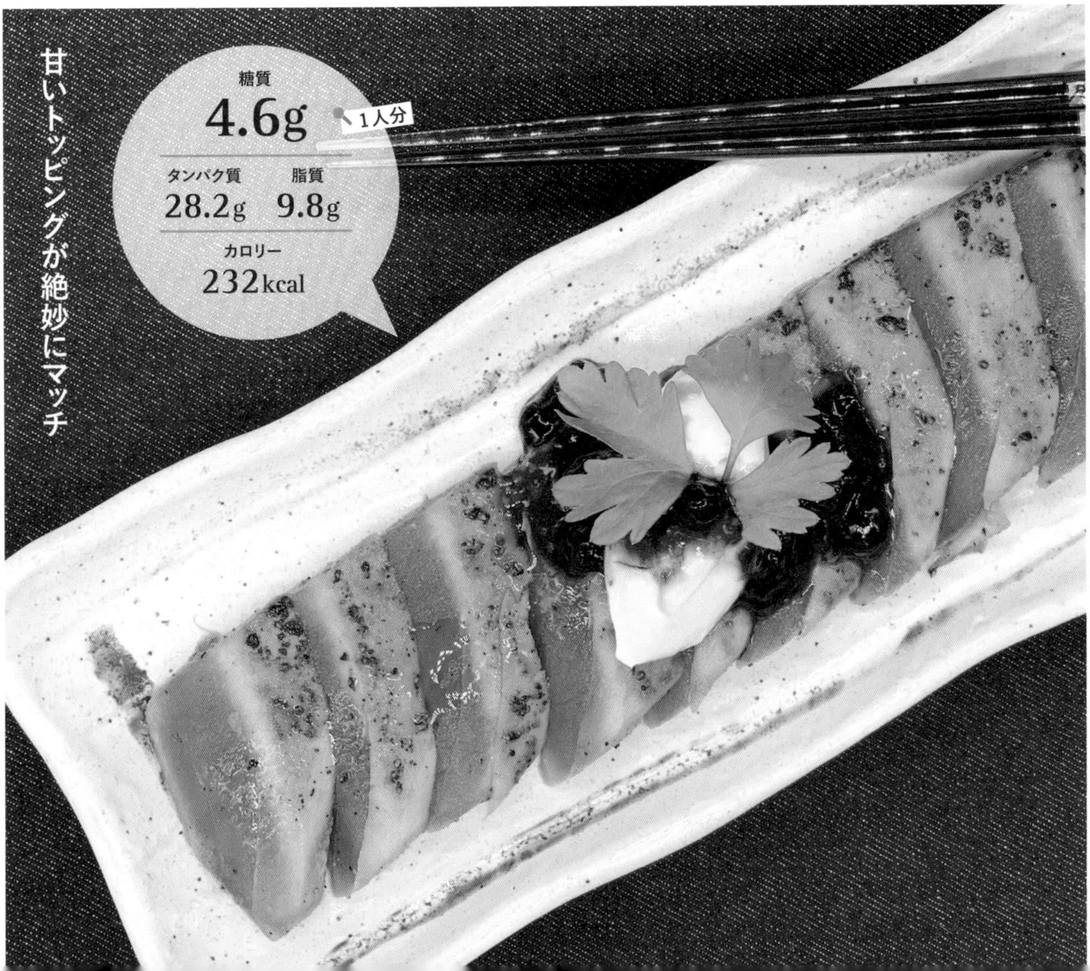

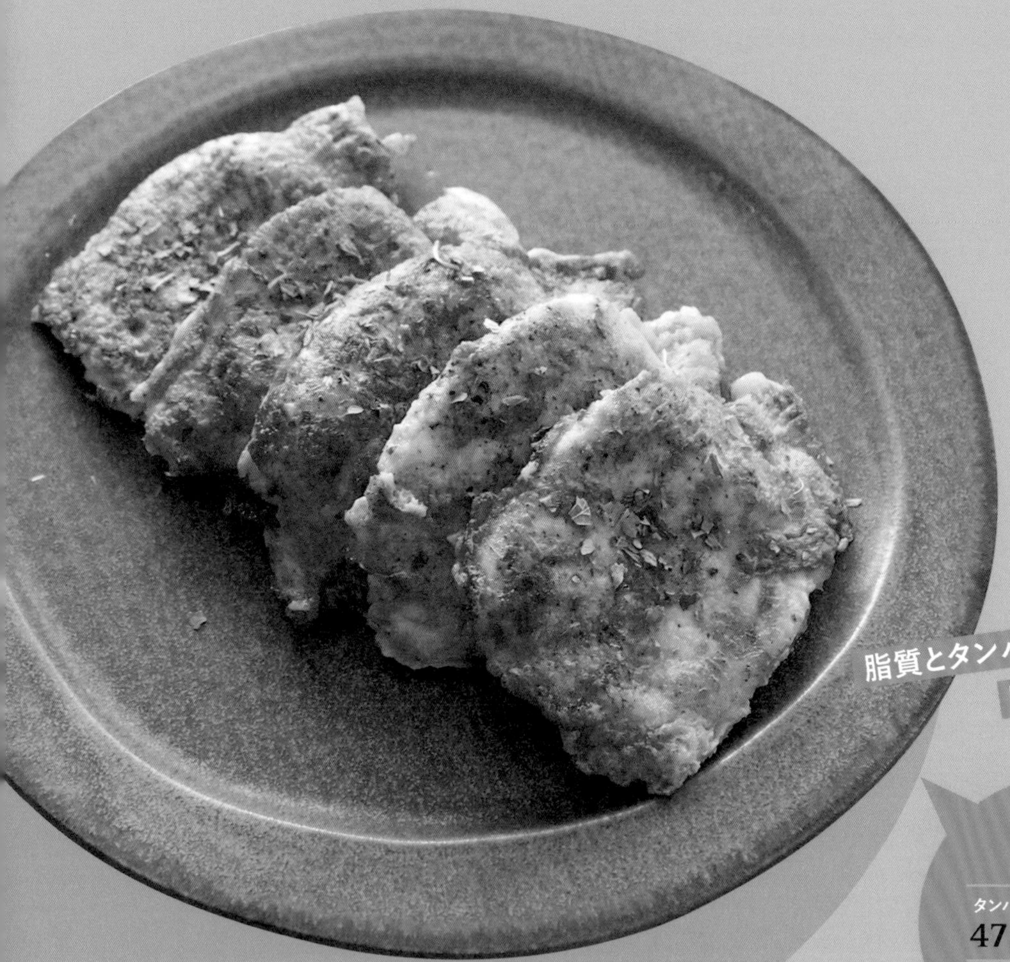

脂質とタンパク質を
同時に摂れる

糖質 1人分
7.3g
タンパク質 47.2g
脂質 54.6g
カロリー 741kcal

豚肉のピッカータ

材料 2人分

- **豚ロース薄切り肉** …… 400g（5枚）
- **卵** …… 2個
- **ピザ用チーズ** …… 40g
- **パセリ（みじん切り）** …… 適量
- **塩** …… 小さじ2/3
- **黒こしょう** …… 少々
- **薄力粉** …… 大さじ2
- **オリーブオイル** …… 大さじ2

作り方

❶ 豚肉に塩と黒こしょうをふり、チーズをのせて二つ折りにしてはさむ。
❷ ❶の豚肉に薄力粉をまぶす。
❸ ボウルに卵を割り入れて溶き、パセリ少々を入れてよく混ぜ合わせる。
❹ ❸の卵液に❷の豚肉をくぐらせる。
❺ フライパンを熱してオリーブオイルをひき、❹の豚肉をなるべくたっぷりの卵液がついた状態で中火で焼く。
❻ 両面をしっかりと焼き上げ、火が通ったことを確認したら、器に盛り付け、パセリ少々をふる。

POINT

卵が衣の役割をしてくれます。豚肉は卵液にたっぷりとくぐらせて焼くことでしっとりと焼き上がります。

調理時間 30分

鶏レバーステーキと九条ねぎのにんにくソテー

材料　2人分

鶏レバー …… 200g
九条ねぎ（2〜3㎝幅の斜め切り） …… 2本分
にんにく（スライス） …… 2片分
塩 …… 少々
黒こしょう …… 少々
ごま油 …… 大さじ2

作り方

❶ レバーの筋を取り、目で確認できる血のかたまりを手で取り除く。ボウルに水を張ってレバーを15分ほど浸し、臭みを取り除く。一口大に切る。
❷ ❶のレバーを流水で洗い流し、キッチンペーパーで水気を拭き取る。
❸ フライパンにごま油とにんにくを入れて弱火で熱し、にんにくがきつね色になったら取り出す。
❹ ❸のフライパンに❷のレバーを入れ、両面に塩と黒こしょうをふり、弱火で両面を焼く。
❺ 九条ねぎを入れて、中火にしてさっと炒める。器に盛り付け、❸のにんにくをトッピングする。

糖質
1.8g
1人分
タンパク質 19.6g　脂質 9.4g
カロリー 186kcal

レバーでしっかり鉄分補給

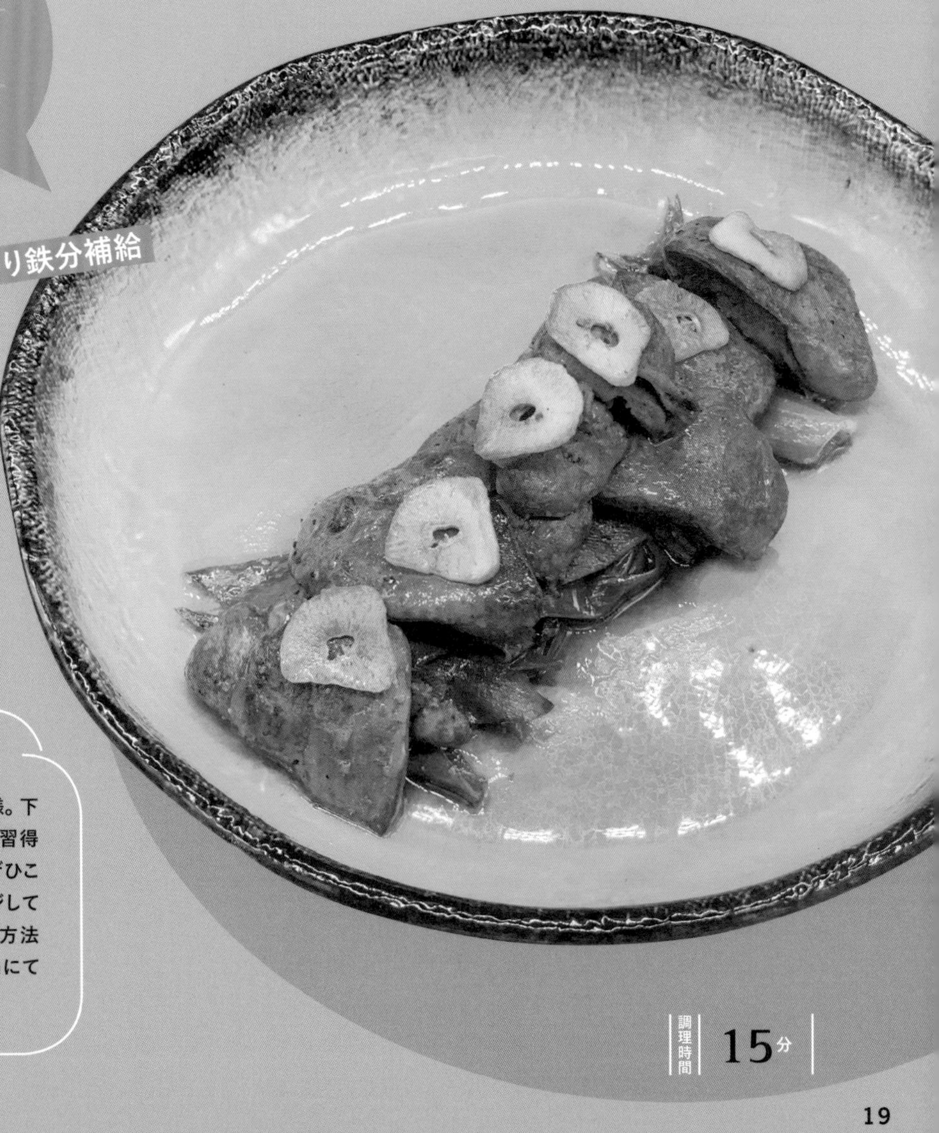

POINT

レバーは鉄分の王様。下処理の方法は一度習得すれば簡単です。ぜひこの機会にチャレンジしてみましょう。下処理方法は加藤のInstagramにて動画公開中。

調理時間 15分

白身魚と土佐酢

材料　**2人分**

白身魚（刺身用）…… 120g
昆布（7×15㎝）…… 4枚
塩…… 少々
●土佐酢
　水…… 大さじ6
　穀物酢…… 大さじ4
　醤油…… 大さじ2
　ラカントS…… 大さじ2
　かつおぶし…… 3g
●薬味
　大葉（せん切り）…… 好みに応じて
　カイワレダイコン…… 好みに応じて
　すだち（くし形切り）…… 好みに応じて

作り方

❶ 魚に塩をふり、冷蔵庫で30分ほど寝かせる。出てきた水分はキッチンペーパーで拭き取る。
❷ 昆布に日本酒少々（材料外）をつけて湿らせ、キッチンペーパーで拭く。
❸ ❶の白身魚を❷の昆布2枚ではさみ、ラップで包んで冷蔵庫で2～3時間寝かせる。
❹ 土佐酢を作る。鍋に水、酢、醤油、ラカントSを入れ、弱火にかける。沸騰したら、かつおぶしを入れて蓋をし、30秒～1分経ったら火を止める。3～5分そのままにし、余熱でかつおぶしの風味を引き出す。
❺ ❹の土佐酢をざるでこし、氷水か冷蔵庫でしっかりと冷やす。
❻ ❸の昆布締めした魚を薄切りにして器に盛り付け、土佐酢は小鉢に入れて添える。好みに応じて薬味を添える。

POINT

土佐酢は作り置き可能なので多めに作ることをおすすめします。酢の物などに大活躍すること間違いなしです。

調理時間　20分

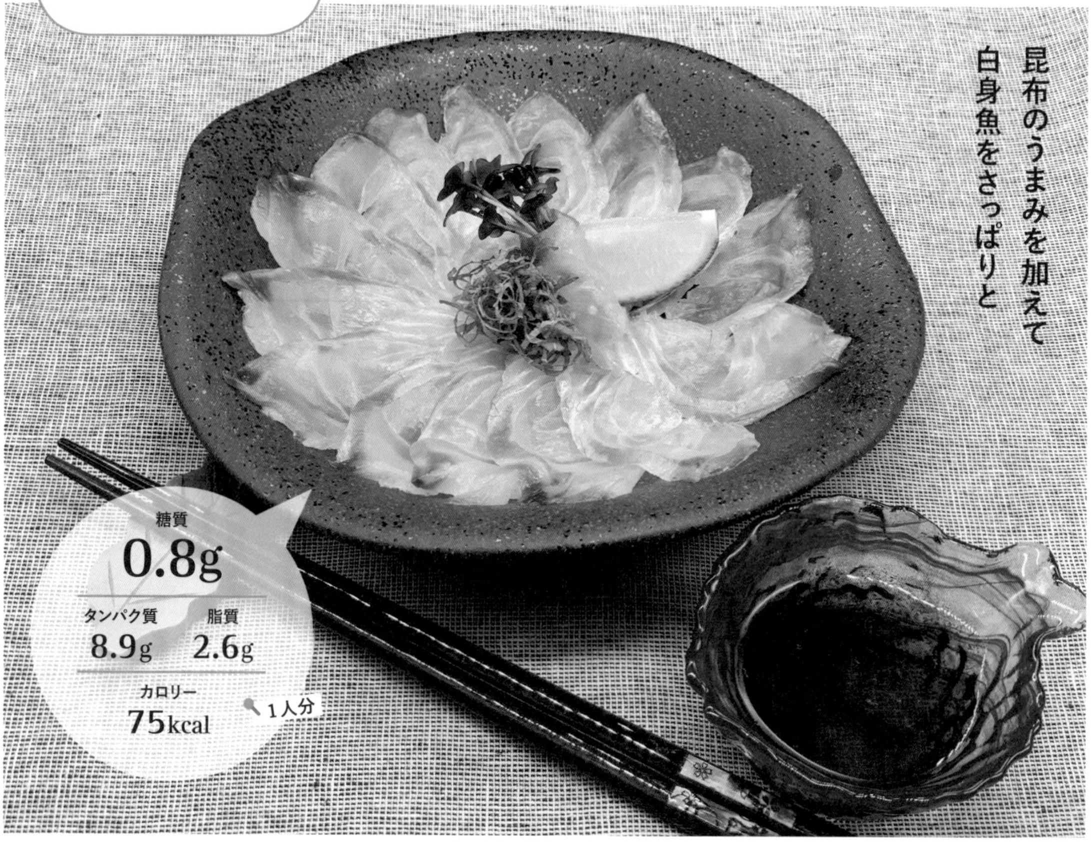

昆布のうまみを加えて
白身魚をさっぱりと

糖質　**0.8g**
タンパク質　**8.9g**　脂質　**2.6g**
カロリー　**75kcal**　1人分

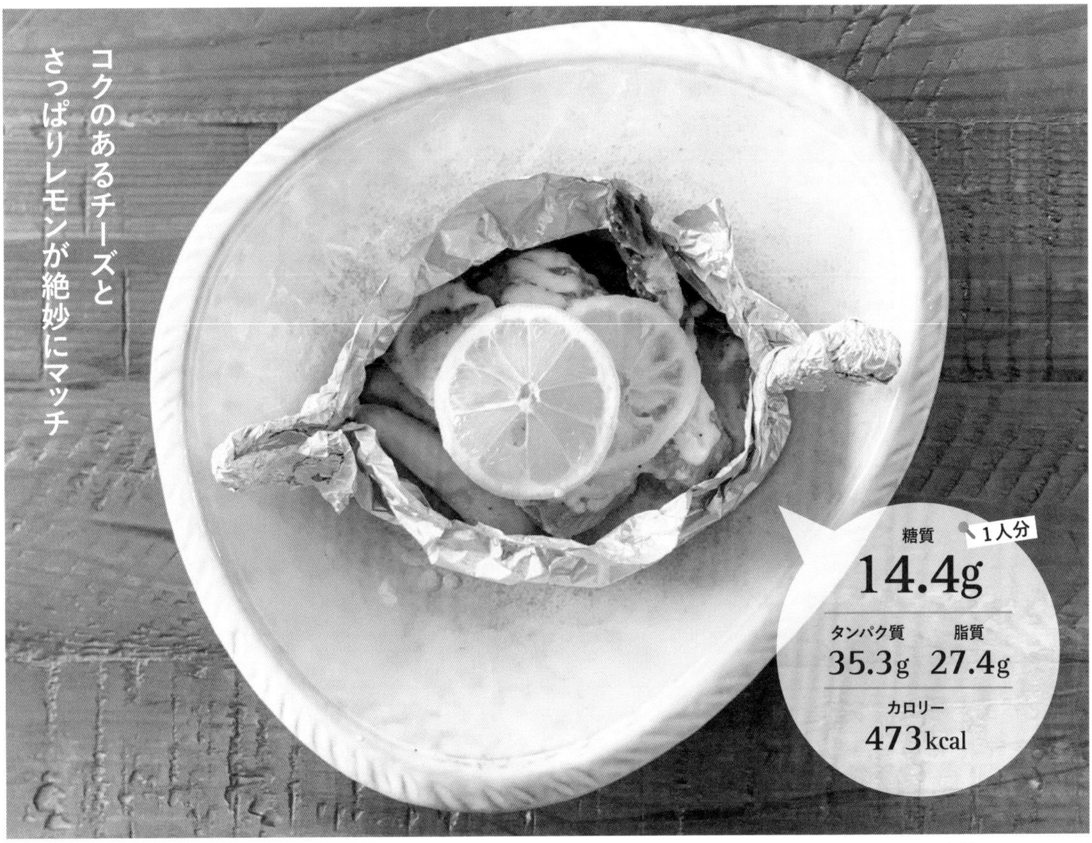

調理時間 30分

サーモンとアスパラガスのホイル焼き 塩麹とレモン風味

材料 **2人分**

サーモン …… 300g
ピザ用チーズ …… 20g
アスパラガス（根元のかたい部分の皮をむき、斜め切り） …… 2本分
レモン（スライス） …… 4枚
塩麹 …… 大さじ2
黒こしょう …… 少々

作り方

❶ サーモンの水気をキッチンペーパーで拭き取り、食べやすい大きさに切る。
❷ ボウルに❶のサーモンと塩麹を入れて軽く混ぜ、冷蔵庫で30分〜1時間寝かせて味をなじませる。
❸ アルミホイルに❷のサーモンを半量ずつのせる。ボウルに残っている塩麹でアスパラガスをあえ、それぞれ添える。
❹ チーズとレモンを半量ずつのせ、黒こしょうをふって、アルミホイルで包む。
❺ フライパンにクッキングシートをしき、❹をのせる。少量の水（材料外）を入れて蓋をし、弱火で15分蒸し焼きにしたら、アルミホイルごと器に移す。

POINT

野菜は季節に応じて変更してください。春はキャベツ、夏はオクラ、秋はきのこ、冬はかぶなどもおすすめです。

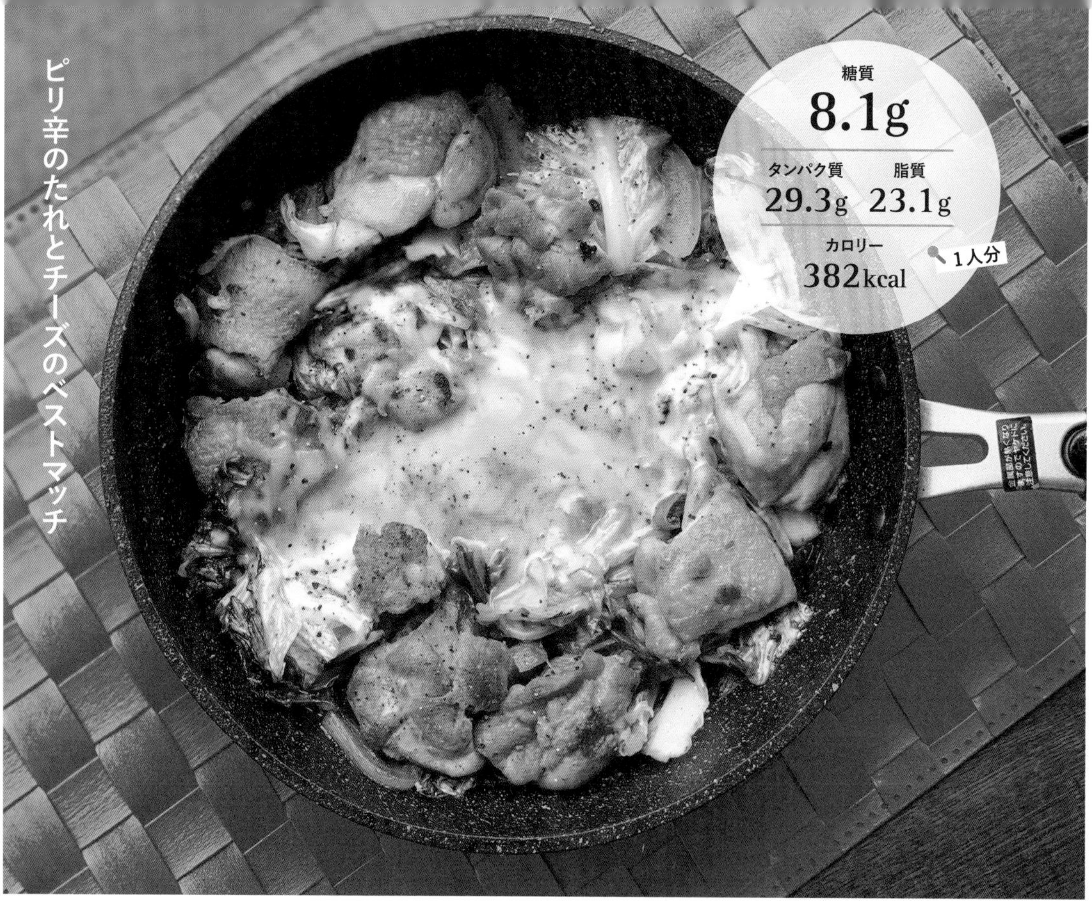

チーズタッカルビ

調理時間 30分

材料 **2人分**

鶏もも肉 …… 250g
ピザ用チーズ …… 40g
玉ねぎ（スライス） …… 1/4個分
キャベツ（小玉） …… 1/2個分
黒こしょう …… 少々
●合わせ調味料
醤油 …… 大さじ1
ラカントS …… 小さじ1
にんにく（すりおろす） …… 少々
しょうが（すりおろす） …… 少々
コチュジャン …… 小さじ1
豆板醤 …… 小さじ1

作り方

❶ 鶏肉は一口大に、キャベツはざっくりと大きめに切る。
❷ ボウルに合わせ調味料の材料を入れ、混ぜ合わせる。
❸ フライパンを熱し、鶏肉を皮目から弱火で焼く。皮に焼き色がついてパリッとしたら裏返し、玉ねぎを加えて炒める。
❹ ❸の鶏肉と玉ねぎをバットに移す。同じフライパンにキャベツを入れて焼く。
❺ ❹に鶏肉と玉ねぎを戻し入れ、❷の合わせ調味料を入れて混ぜ合わせ、蓋をして中火で5〜10分蒸し焼きにする。
❻ チーズを加え、とろけるまで火にかけ、黒こしょうをふる。

POINT

冷蔵庫にある残り野菜などをうまく活用したいときにおすすめです。野菜が苦手な人でも比較的食べやすい料理です。

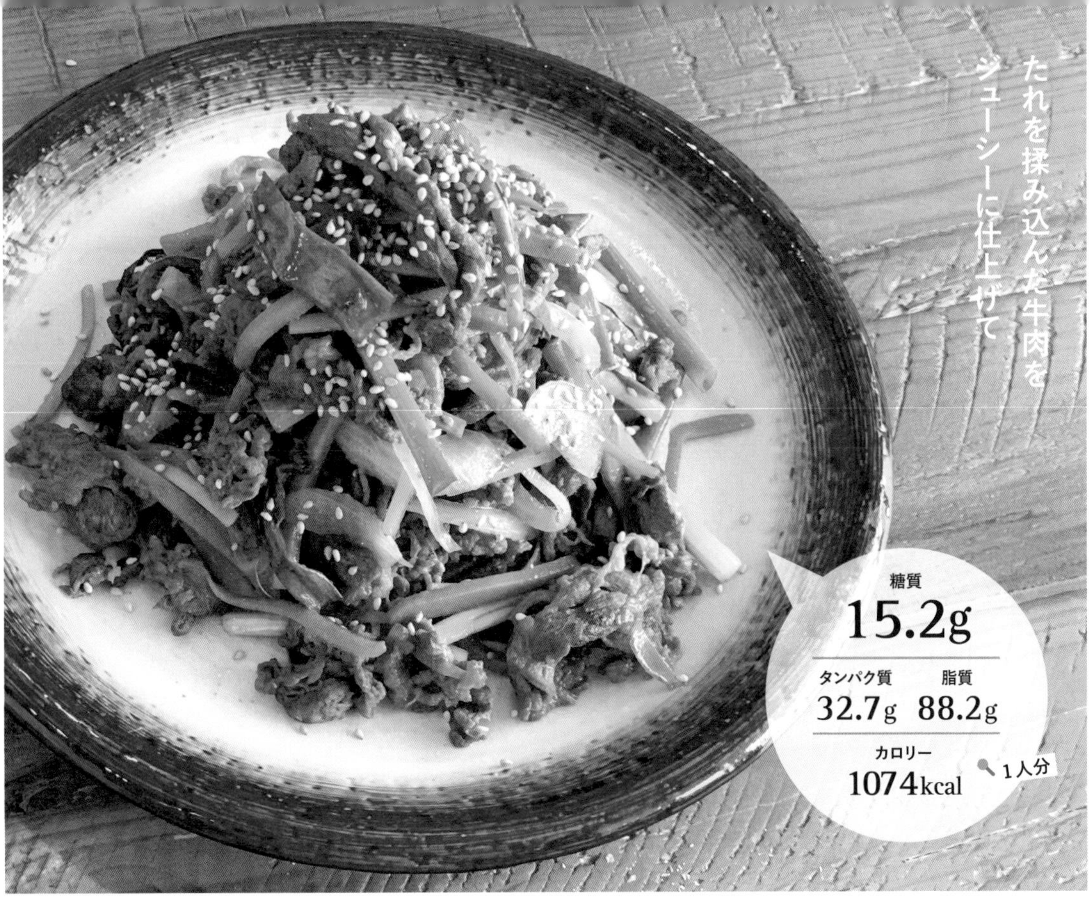

牛肉プルコギ

調理時間 30分

材料 **2人分**

牛肩ロース肉（しゃぶしゃぶ用） …… 400g
玉ねぎ（スライス） …… 1個分
にんじん（せん切り） …… 2/3本分
ピーマン（せん切り） …… 2個分
万能ねぎ（5㎝幅に切る） …… 8本分

●合わせ調味料
醤油 …… 大さじ4
ラカントS …… 大さじ1
みりん …… 大さじ2
しょうが（すりおろす） …… 小さじ2
にんにく（すりおろす） …… 小さじ2
ごま油 …… 大さじ2

●トッピング
白ごま …… 少々

作り方

❶ ボウルに合わせ調味料の材料を入れ、混ぜ合わせる。

❷ ❶に牛肉、玉ねぎ、にんじん、ピーマンを入れ、調味料がなじむようによく揉み込む。

❸ フライパンを熱し、❷を入れ、肉をほぐしながら強火で炒める。全体に火が通ったら火を止めて、万能ねぎを入れ、全体を混ぜて器に盛り付け、白ごまをふる。

POINT

牛肉はしゃぶしゃぶ用の薄切り肉がおすすめです。野菜は好きな食材に変更してもOK。❷の工程のあとに冷蔵庫で保存が可能なので、調理の時間短縮になってお弁当にも便利です。

しっとり柔らか鶏むね肉ときゅうりあえ

材料 2人分

- **鶏むね肉** …… 340g
- **ラカントS** …… 小さじ1
- **きゅうり** …… 2本
- **塩昆布** …… 少々
- **塩(板ずり用)** …… 少々
- **塩** …… 小さじ1

●合わせ調味料

- **酢** …… 大さじ2
- **ラカントS** …… 小さじ2
- **にんにく(すりおろす)** …… 小さじ2
- **ごま油** …… 小さじ2
- **鶏がらスープの素(顆粒)** …… 小さじ2

●トッピング

- **すだちまたはライム(くし形切り)** …… 好みに応じて

作り方

❶ 鶏肉の下準備をする。鶏肉の筋を包丁で取り除き、厚い部分にフォークを数箇所刺し、ラカントSを全体にまぶす。

❷ ❶の鶏肉をジッパー付きポリ袋に入れる。空気を抜いて密閉状態にし、袋の口を閉じる。

❸ 低温調理器を利用する場合は63℃で50分を目安とし、❷を入れて低温加熱調理する。炊飯器を利用する場合は、炊飯釜に沸騰直前の湯を入れてから❷を入れ、保温スイッチを押して1時間加熱調理する。

❹ きゅうりの下準備をする。まな板の上に塩をふり、洗ったきゅうりを板ずりする。再びきゅうりをよく洗い、水気をきる。

❺ きゅうりをせん切りにしてボウルに入れ、塩を加えて10分ほどおく。きゅうりを手でギュッとしぼって水気をきる。

❻ ボウルに合わせ調味料を入れ、よく混ぜ合わせる。

❼ 別のボウルに氷水を作り、❸を封を開けずに袋ごと冷やす。

❽ 鶏肉が冷えたら袋から出し、皮を取り除いて、細切りにする。❻のボウルに入れて、❺のきゅうりと塩昆布を加え、よく混ぜ合わせる。器に盛り付け、好みに応じてすだちまたはライムを添える。

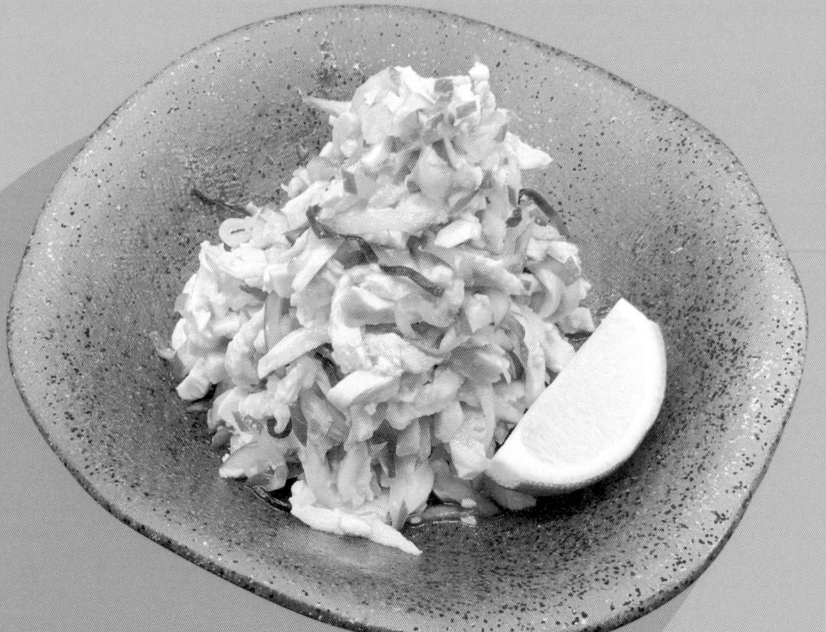

鶏肉のしっとりした食感に驚愕

糖質 **2.9g**

タンパク質 **34.8g** 脂質 **33.4g**

カロリー **477kcal**

1人分

POINT

鶏肉にラカントSをまぶすことで、むね肉特有のパサつきが軽減されます。砂糖は水分を保持するので、余分な脱水を防止し、肉がパサつきづらくなります。

調理時間 30分

糖質
7.8g
1人分
タンパク質 39.2g
脂質 11.4g
カロリー 323kcal

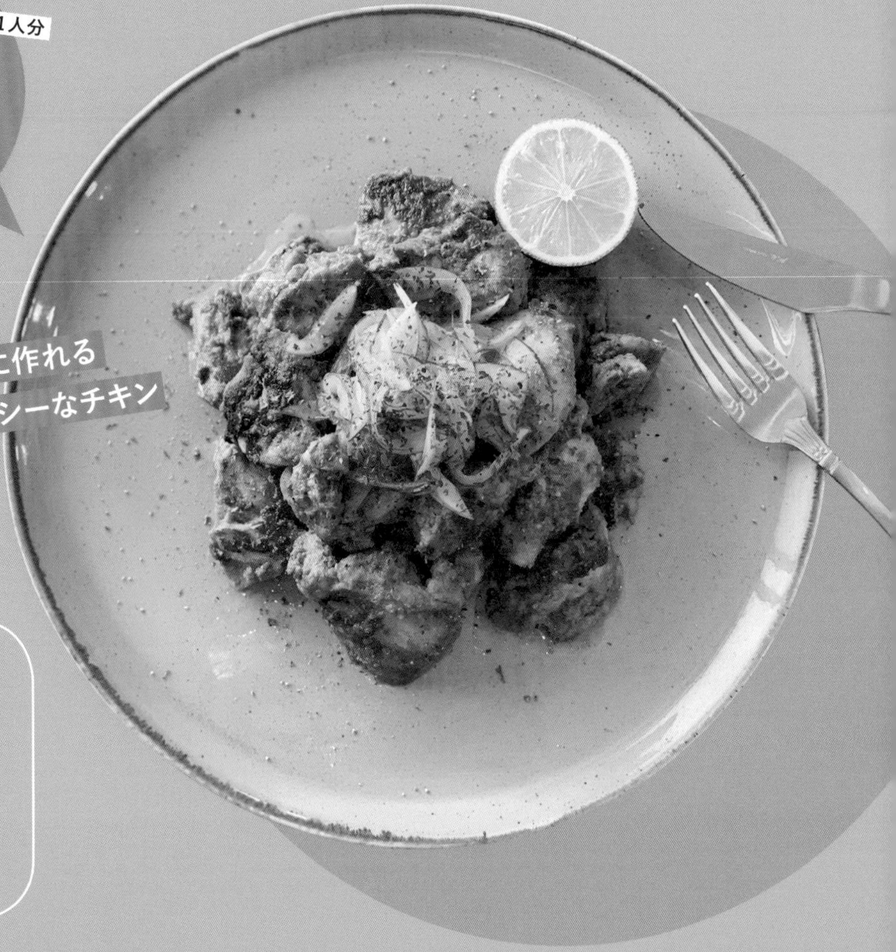

フライパンで手軽に作れる
スパイシーなチキン

POINT

調味料を染み込ませた鶏肉は、できれば一晩寝かせるとより味がなじんでおいしさが増します。スパイスがなければ、おろししょうがとおろしにんにくでも代用できます。

タンドリーチキン

材料　作りやすい分量（3人分）

鶏もも肉（皮なし）…… 500g
ヨーグルト（無糖）…… 100g
塩 …… 小さじ1
ガーリックパウダー …… 小さじ1/2
ジンジャーパウダー …… 小さじ1/2
パプリカパウダー …… 小さじ1/2
カレー粉 …… 大さじ2
オリーブオイル …… 小さじ1
●トッピング
赤玉ねぎ（スライス）…… 1/4個分
すし酢 …… 大さじ1
黒こしょう …… 少々
パセリ（乾燥）…… 好みに応じて
ライム（半分に切ったもの）
…… 好みに応じて

作り方

❶ ボウルにヨーグルト、カレー粉、オリーブオイルを入れ、ゴムベラでよく混ぜ合わせる。
❷ 鶏肉は筋を包丁で取り除き、味が染み込みやすいように隠し包丁を入れ、一口大に切る。
❸ 別のボウルに❷の鶏肉、塩、ガーリックパウダー、ジンジャーパウダー、パプリカパウダーを入れて、味がなじむように揉み込む。
❹ ❶のボウルに❸の鶏肉を入れ、よく混ぜ合わせる。冷蔵庫で2時間以上寝かせて、味をなじませる。
❺ トッピング用の玉ねぎマリネを作る。ボウルに玉ねぎとすし酢を入れてなじませる。
❻ フライパンを熱し、❹の鶏肉を弱火〜中火で両面じっくりと焼く。
❼ 器に盛り付け、❺の玉ねぎマリネをのせ、黒こしょうをふり、好みに応じてパセリをちらし、ライムを添える。

調理時間 40分

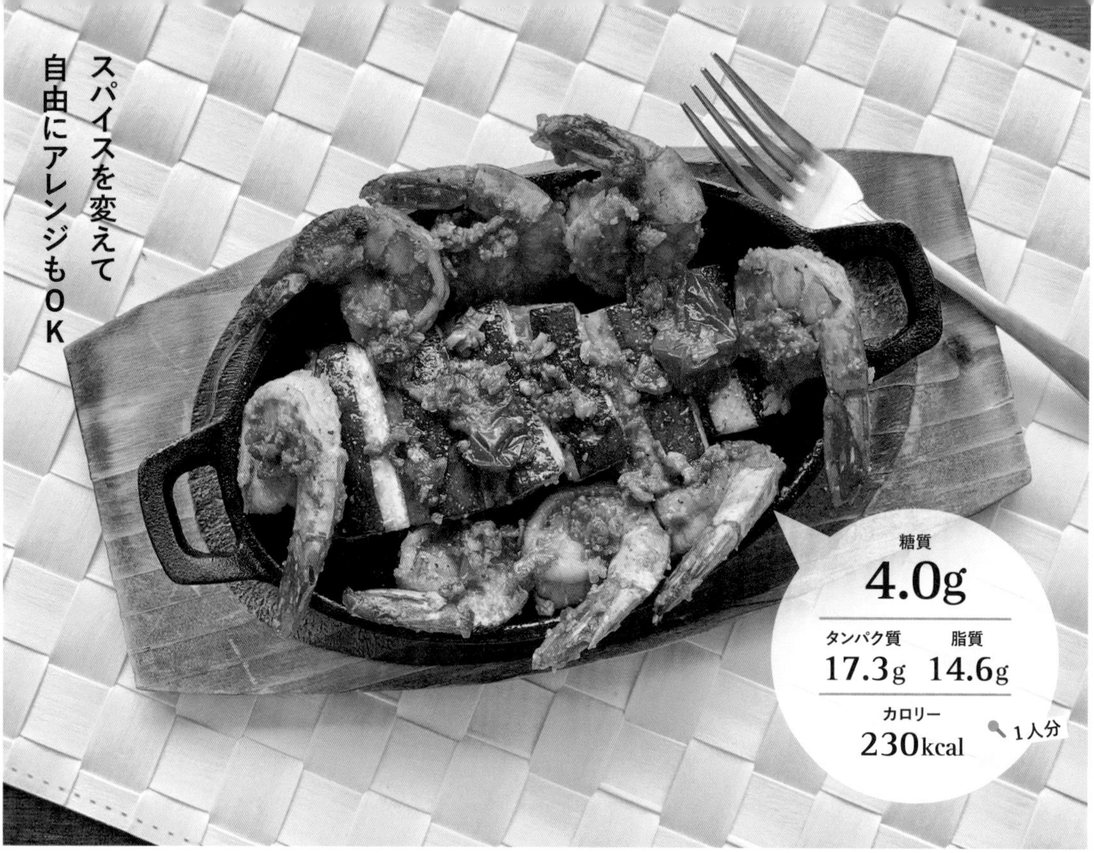

えびとズッキーニの スパイシーガーリックソテー

調理時間 30分

材料 **2人分**

えび（ブラックタイガー） …… 8尾
ミニトマト（縦半分に切る） …… 3個分
ズッキーニ（皮をしま目にむいて5㎝長さの4つ割り） …… 1本分
にんにく（みじん切り） …… 1片分
オリーブオイル …… 大さじ2

●マリネ用
塩 …… 小さじ1/2
オリーブオイル …… 小さじ1
ガーリックパウダー …… 小さじ1/2
ジンジャーパウダー …… 小さじ1/2
パプリカパウダー …… 小さじ1/2
チリパウダー …… 好みに応じて

●トッピング
黒こしょう …… 少々

作り方

❶ えびの下処理をする。えびの真ん中にキッチンバサミで縦に切り込みを入れ、背ワタを取り除き、尾の先端を少し切って包丁でこそぎ、水分を出す。

❷ ボウルに❶のえび、塩少々（分量外）、片栗粉少々（材料外）を入れてよく揉み込み、流水で洗い流したら、キッチンペーパーでしっかりと水気を拭き取る。これでえびの臭みが取れる。

❸ ボウルにマリネ用の材料と❷のえびを入れ、よく混ぜ合わせる。

❹ フライパンを熱してオリーブオイルをひき、にんにくとズッキーニを入れて、弱火にかける。にんにくの香りが立ったらミニトマトと❸のえびのマリネを入れ、ズッキーニとえびの上下を入れ替えながらじっくりと弱火で焼く。

❺ 器に盛り付け、黒こしょうをふる。

POINT

辛さはパプリカパウダーやチリパウダーで調整してください。スパイスは好きなものを使って、いろいろ試してみてください。

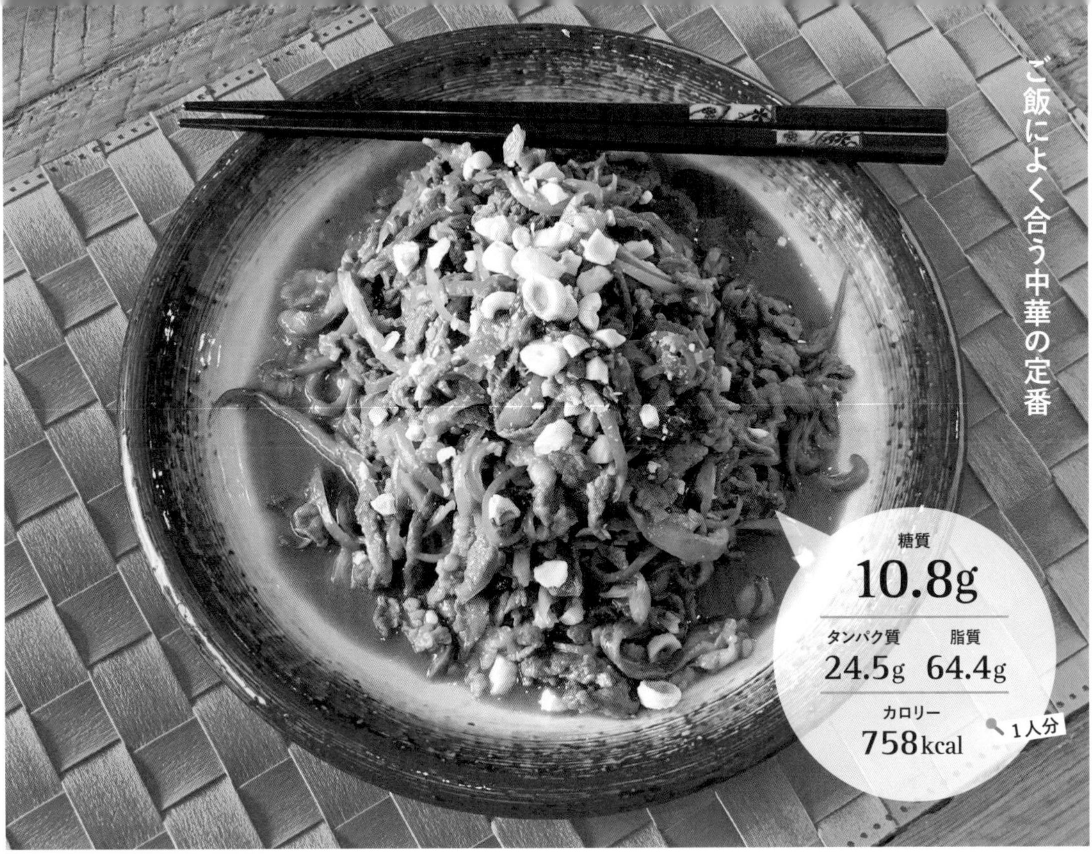

調理時間 30分

牛肉とピーマンのオイスターソース炒め

材料 **2人分**

牛薄切り肉 …… 300g
ピーマン（せん切り） …… 6個分
塩 …… 少々
黒こしょう …… 少々
片栗粉 …… 大さじ1
ごま油 …… 大さじ1
●合わせ調味料
醤油 …… 小さじ2
オイスターソース …… 大さじ2
ラカントS …… 大さじ1
鶏がらスープ …… 75㎖
●トッピング
ミックスナッツ（細かく砕く）
…… 好みに応じて

作り方

❶ ボウルに合わせ調味料の材料を入れ、混ぜ合わせる。
❷ 牛肉を細切りにして、別のボウルに入れる。塩と黒こしょうをふり、片栗粉を全体にまぶす。
❸ フライパンを熱し、ごま油を半量入れて全体になじませ、ピーマンを少ししんなりするまで強火で炒めたら、いったん取り出す。
❹ ❸のフライパンに残りのごま油を入れる。❷の牛肉を入れて、ほぐしながら強火で炒める。牛肉全体に火が通ったら、❶の合わせ調味料を加え、少し煮からめて、❸のピーマンを戻し入れる。
❺ 牛肉とピーマンに味がなじむようにからめながら強火で炒める。
❻ 器に盛り付け、好みに応じてミックスナッツをちらす。

POINT

豚肉や鶏肉でも代用可能です。野菜はパプリカ、ズッキーニ、青菜などもおすすめです。

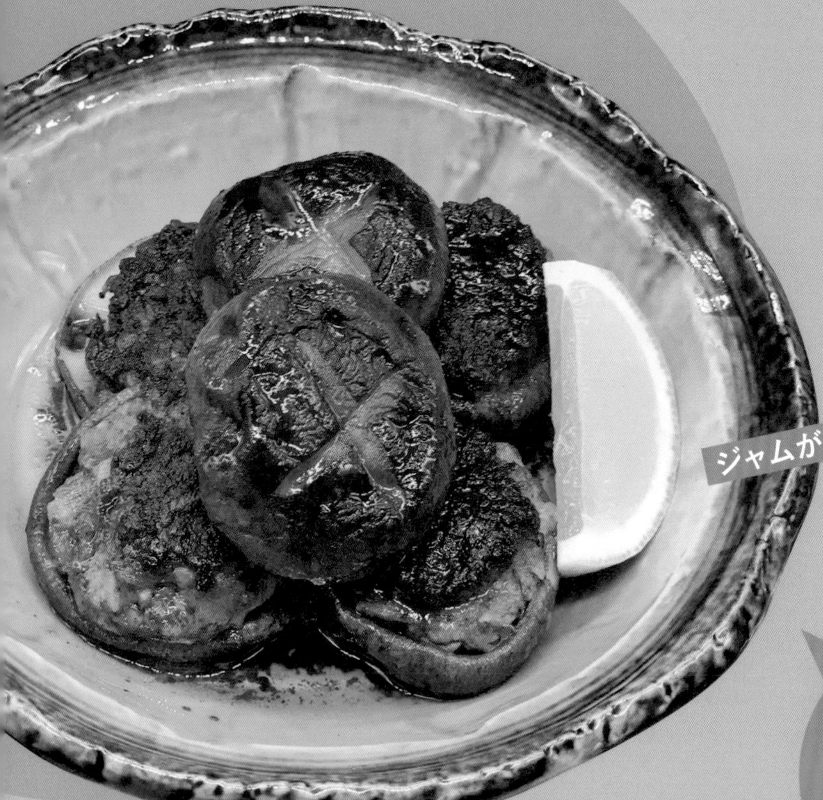

ジャムが隠し味に

POINT

ジャムははちみつで代用できます。

1人分

糖質 **0.7g**

タンパク質 9.7g　脂質 12.3g

カロリー 159kcal

しいたけの肉詰めステーキ

材料　2人分

- **豚挽き肉** …… 100g
- **しいたけ** …… 6個
- **にんにく(すりおろす)** …… 少々
- **ブルーベリージャム** …… 小さじ1/2
- **オリーブオイル** …… 大さじ1
- **塩** …… 小さじ1/2
- **醤油** …… 小さじ1/2
- ●トッピング
  - **レモン(くし形切り)** …… 好みに応じて

作り方

❶ ボウルに豚挽き肉、にんにく、ジャム、塩を入れて練り混ぜ、冷蔵庫で5〜10分寝かせる。

❷ しいたけは軸を切り落とし、かさには十字の切り目を入れる。軸はみじん切りにする。

❸ ❶の挽き肉に、❷の軸のみじん切りを入れて混ぜ合わせ、しいたけのかさの裏に詰める。

❹ フライパンを熱してオリーブオイルを入れ、❸の肉詰めしいたけを両面じっくりと焼く。しっかりと火が通ったら、醤油を入れて火を止める。

❺ 器に盛り付け、好みに応じてレモンを添える。

調理時間　15分

まぐろほほ肉の塩麹焼き

たっぷりねぎの柚子こしょう風味

材料　2人分

まぐろほほ肉 …… 240g
万能ねぎ（小口切り） …… 12本分
塩麹 …… 小さじ2
柚子こしょう …… 少々
ごま油 …… 大さじ1と1/3
●トッピング
レモン（くし形切り） …… 1/4個分

作り方

❶ まぐろほほ肉は骨と筋を包丁で取り除く。
❷ ジッパー付きポリ袋に❶のまぐろと塩麹を入れて口を閉じる。塩麹が全体になじむように軽く揉み、空気を抜いて、2時間〜一晩冷蔵庫で寝かせ、味をなじませる。
❸ ボウルに柚子こしょう、ごま油、万能ねぎを入れ、混ぜ合わせる。
❹ フライパンを熱し、❷のまぐろを弱火で焼く。表面に焼き色がついたら裏返して火を通す。
❺ まぐろを器に盛り付け、❸をかけて、レモンを添える。

糖質
4.6g
1人分
タンパク質 32.5g　脂質 9.9g
カロリー 254kcal

魚とは思えない肉っぽさが魅力

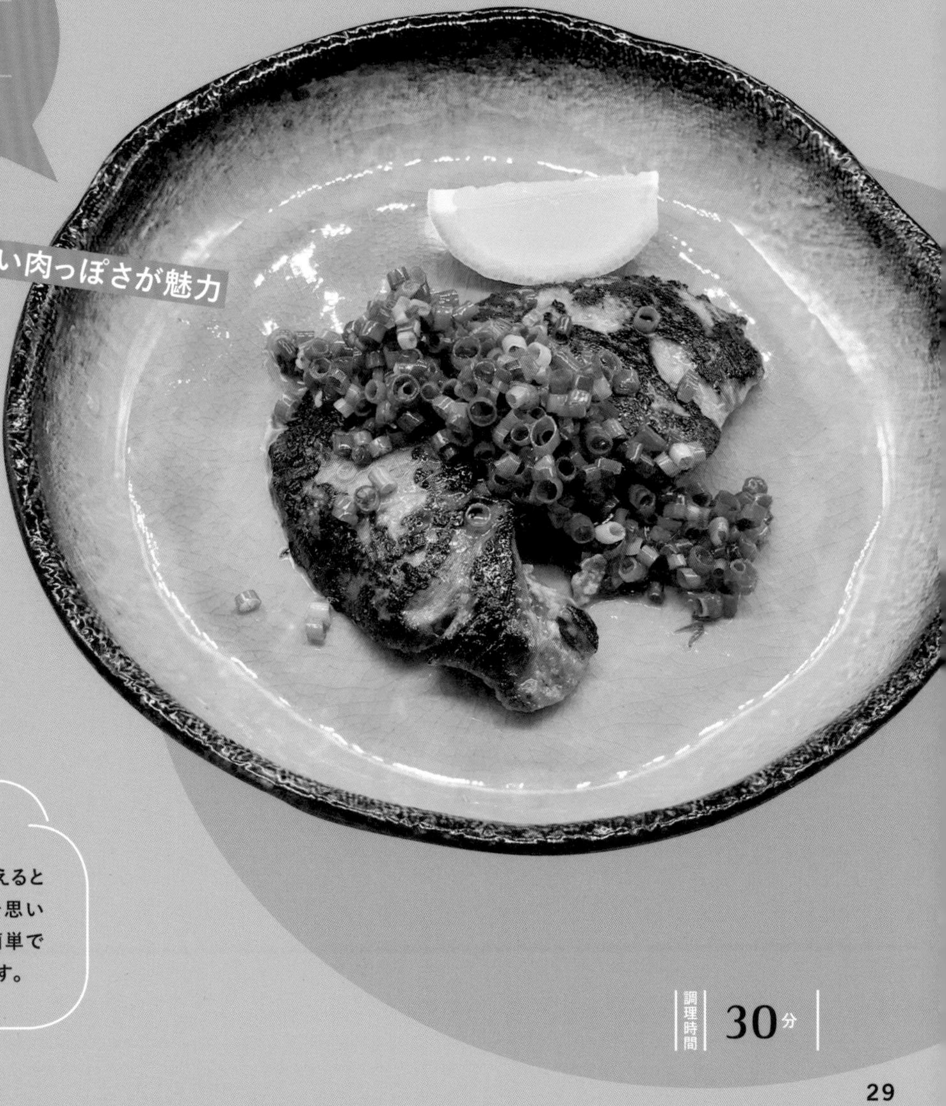

POINT

まぐろほほ肉を買えるときは、このレシピを思い出してください。簡単でとってもおいしいです。

調理時間　30分

牛肉ときのこの卵とじ

材料　**2人分**

牛薄切り肉（赤身）……200g
溶き卵……1個分
舞茸……1/2パック（50g）
えのき茸……1/2パック（85g）
しめじ……1/2パック（90g）
長ねぎ（斜め薄切り）……1/3本分
かつおだし……200㎖
醤油……大さじ2
みりん……大さじ1
ラカントS……大さじ1
●トッピング
　七味唐辛子……好みに応じて

作り方

❶ 舞茸は手で裂き、えのき茸としめじは石づきを切り落として手でほぐす。
❷ 小さめのフライパンに かつおだし、みりん、ねぎ、❶のきのこを入れ、蓋をして強火にかける。
❸ 沸騰し、きのことねぎに火が通ったら牛肉を入れる。ラカントSと醤油を加えて強火で煮込む。
❹ 牛肉に火が通り、アクを取り除いたら、溶き卵を回し入れて1分ほど煮込む。
❺ 器に盛り付け、好みに応じて七味唐辛子をかける。

POINT

きのこの種類は好みで。きのこが苦手な人は、ごぼうなどを入れてもおいしいです。

調理時間 35分

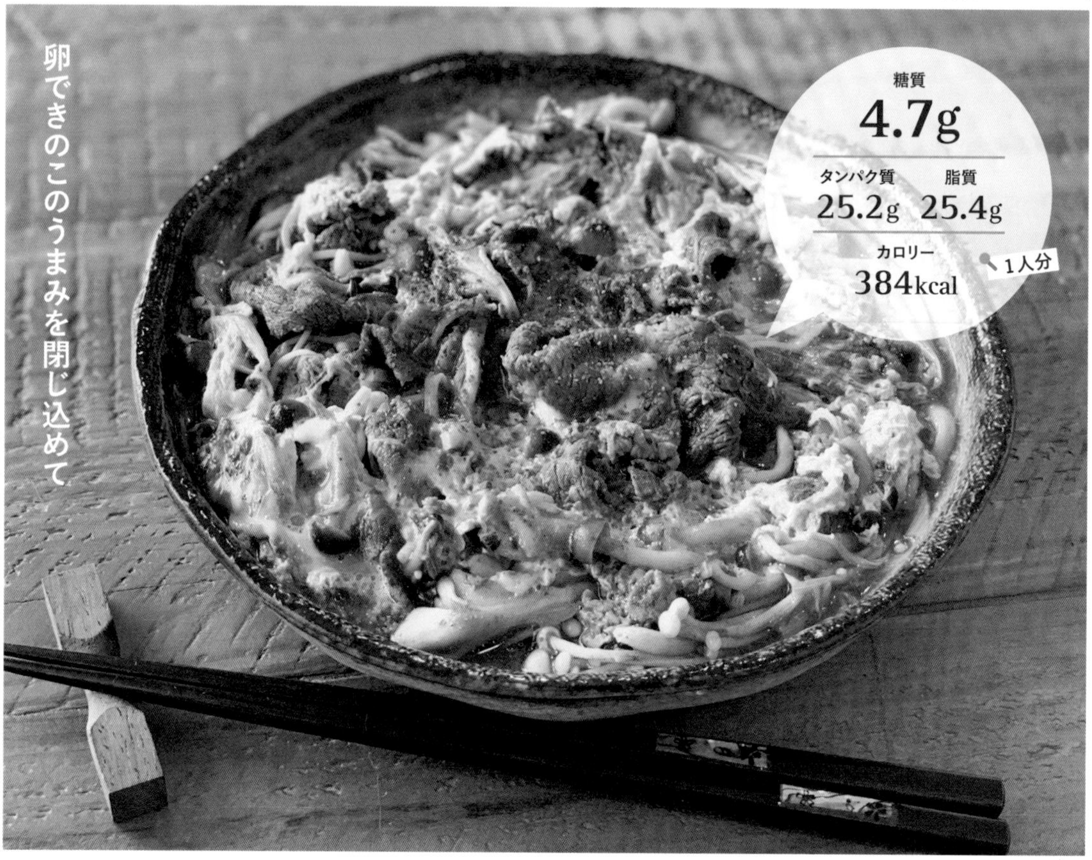

いわしの蒲焼き

材料 **2人分**

まいわし …… 8尾
片栗粉 …… 大さじ2
ごま油 …… 大さじ2
●合わせ調味料
醤油 …… 大さじ2
みりん …… 大さじ2
ラカントS …… 大さじ1と1/3
だし …… 120㎖
●トッピング
しょうが（すりおろす） …… 小さじ1
みょうが（せん切り） …… 2個分
万能ねぎ（小口切り）
…… 好みに応じて

作り方

❶ ボウルに合わせ調味料の材料を入れ、混ぜ合わせる。
❷ いわしは手開きし、流水で残ったワタなどを洗い流す。水気をキッチンペーパーで拭き取り、小骨が気になる場合は骨抜きで取り除く。
❸ ❷のいわしに片栗粉をまぶす。
❹ フライパンを熱し、ごま油をひく。❸のいわしを皮目が下になるように並べ、皮がパリッとなるまで中火で焼き、裏返したら❶の合わせ調味料を入れる。
❺ 中火のまま、いわしに合わせ調味料を煮からめる。
❻ 器に盛り付け、しょうがとみょうがをのせ、好みに応じて万能ねぎをちらす。

POINT

いわしはお店で背開きにしてもらうと手間を省けます。

調理時間 40分

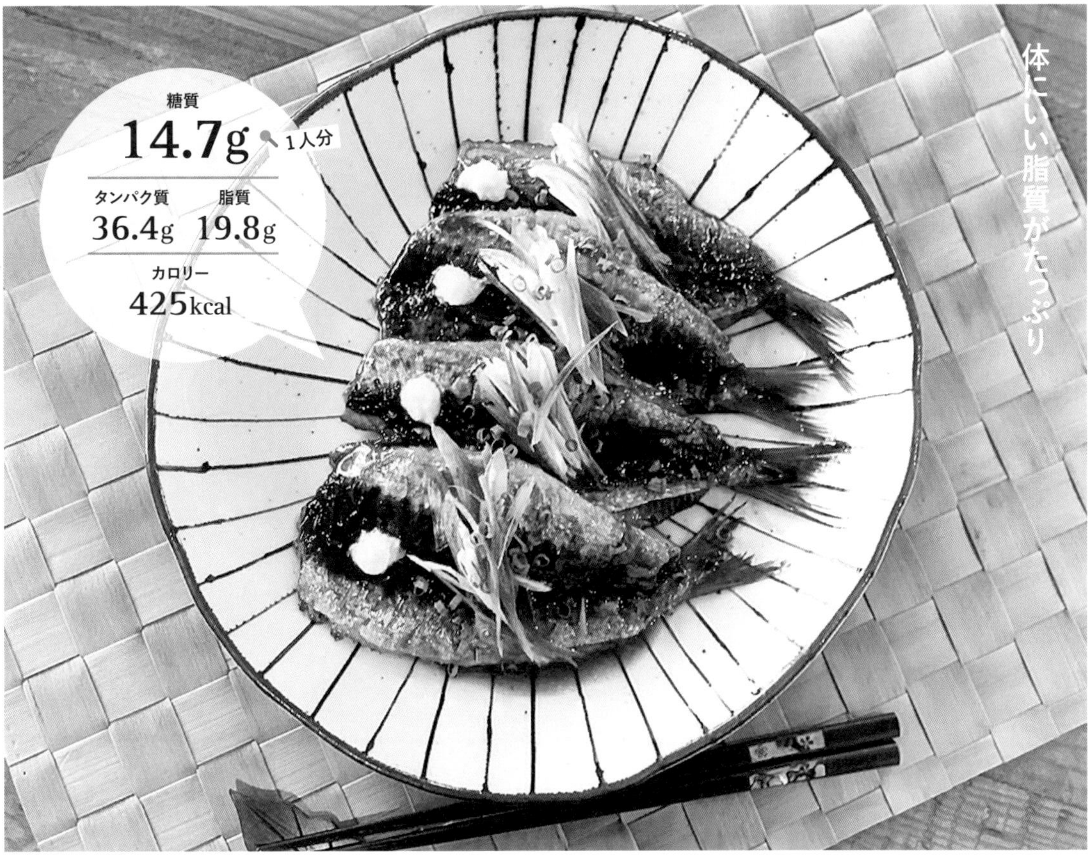

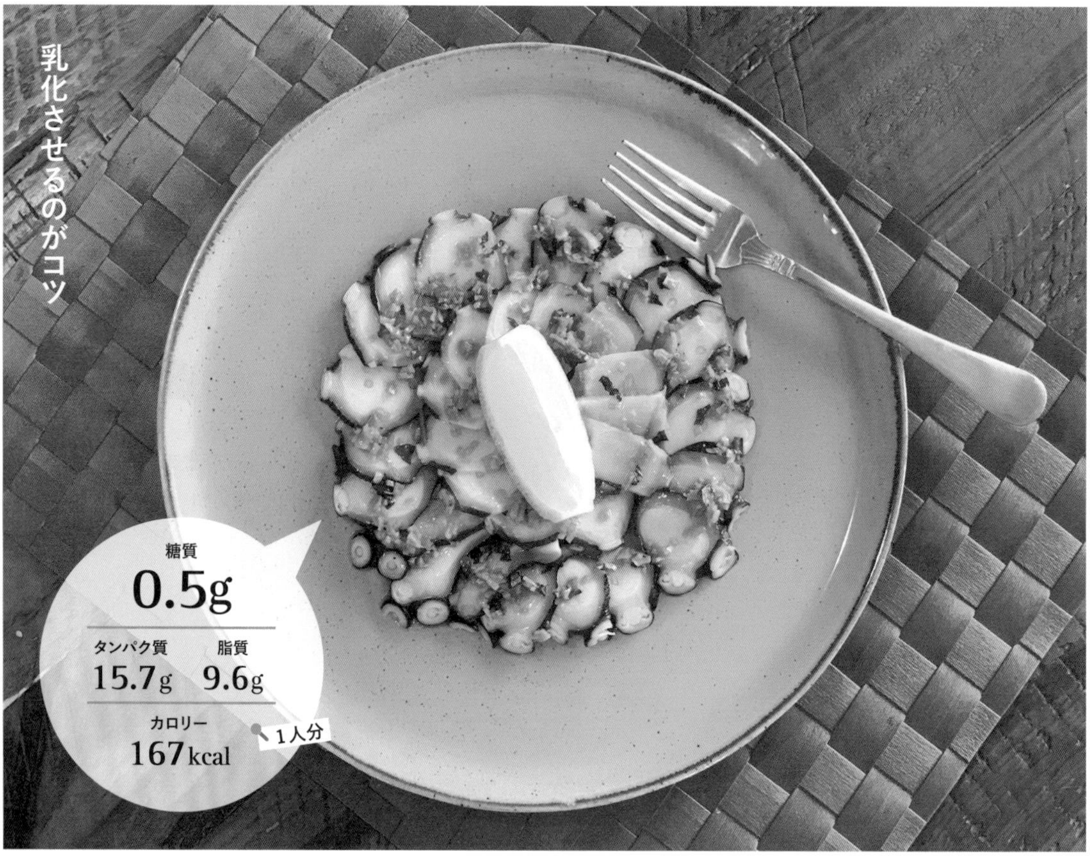

たこのカルパッチョ風

調理時間 30分

材料 2人分

蒸しだこ（薄くスライス） …… 140g
にんにく（みじん切り） …… 2片分
パセリ（みじん切り）
…… 好みに応じて
レモン（くし形切りで4切れ）
…… 1/2個分
醤油 …… 小さじ1
オリーブオイル …… 大さじ2と1/2

作り方

❶ 小鍋にオリーブオイルとにんにくを入れ、弱火にかける。にんにくがきつね色になったら、火から外して醤油とレモンのくし形切り2切れ分の果汁をしぼって入れ、鍋をゆすって乳化させ、パセリをちらす。
❷ たこを器に並べ、❶のソースをかける。残りのレモンを添える。

POINT

たこは蒸しだこを使用してください。たこによって塩加減が違うので、必ず味見をしてから醤油の分量を調節しましょう。

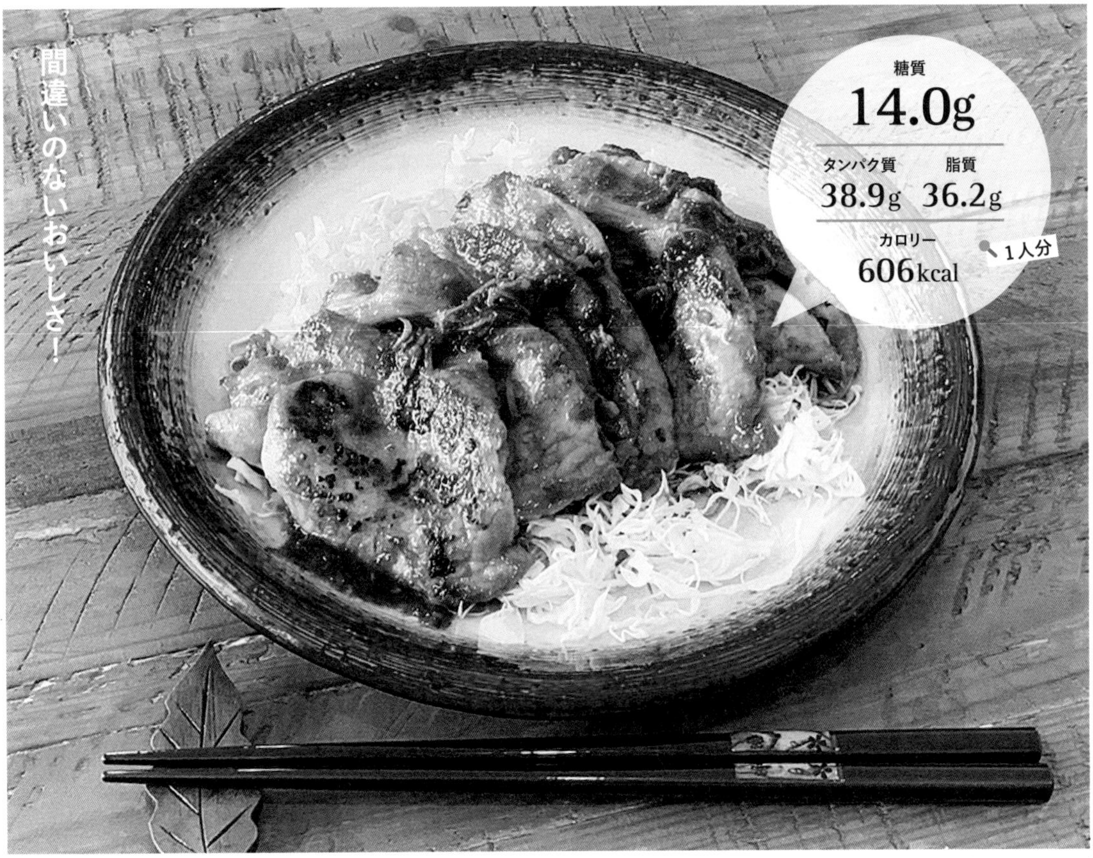

豚ロース肉のしょうが焼き

調理時間 30分

材料 **2人分**

豚ロース肉(しょうが焼き用)
…… 400g
しょうが(せん切り)
…… スライス6枚分
オリーブオイル …… 小さじ2
薄力粉 …… 小さじ2
●合わせ調味料
玉ねぎ(すりおろす) …… 1/3個分
ラカントS …… 大さじ2
醤油 …… 大さじ3
みりん …… 大さじ3
●付け合わせ
キャベツ(せん切り) …… 2枚分

作り方

❶ ボウルに合わせ調味料の材料を入れ、混ぜ合わせる。
❷ 豚肉の余分な脂身を切り落とし、反り返りを防ぐために筋切りをする。薄力粉を片面のみにまぶす。
❸ フライパンを熱し、オリーブオイルをひいて❷の豚肉を粉をまぶした面から強火で焼く。しょうがと❶の合わせ調味料を加え、豚肉を裏返してたれを煮からめる。
❹ キャベツのせん切りと一緒に器に盛り付ける。

POINT

薄力粉は片栗粉でも代用可能です。

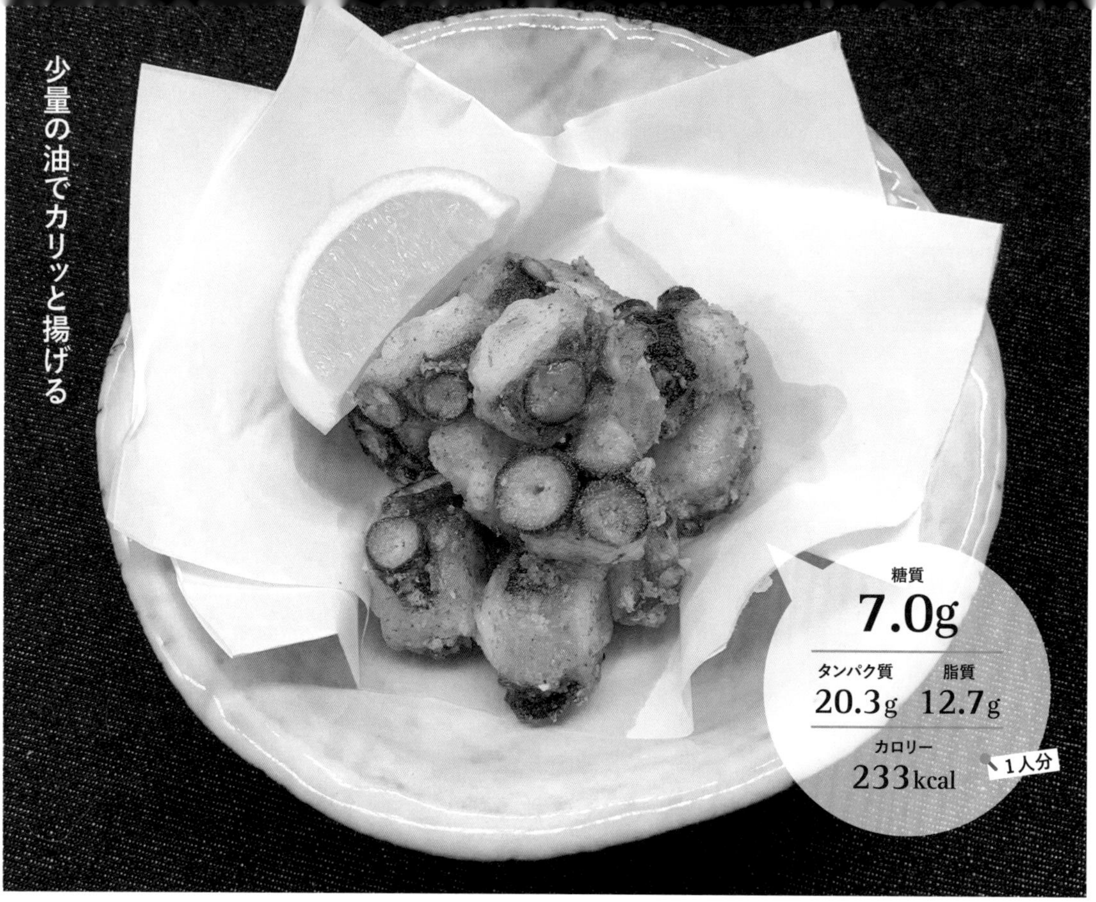

たこ唐揚げ

調理時間 30分

材料 2人分

- **ゆでだこ** …… 360g
- **醤油** …… 小さじ1
- **ジンジャーパウダー** …… 小さじ1
- **ガーリックパウダー** …… 小さじ1
- **青海苔** …… 小さじ1
- **片栗粉** …… 大さじ3
- **米油** …… 200㎖

●トッピング

- **レモン（くし形切り）** …… 好みに応じて

作り方

❶ たこの水気をキッチンペーパーで拭き取り、一口大に切る。

❷ ❶のたこをジッパー付きポリ袋に入れ、醤油を加えてよく揉み込み、冷蔵庫で15分ほど寝かせて味を染み込ませる。

❸ ポリ袋に片栗粉、ジンジャーパウダー、ガーリックパウダー、青海苔を入れて口を閉じ、振って混ぜ合わせる。

❹ ❷のたこの水気をキッチンペーパーでしっかりと拭き取る。

❺ フライパンに米油を入れて火にかけ、菜箸を入れたら泡がぷくぷくと立つくらい（180°C）まで熱する。

❻ ❹のたこを❸の袋に入れ、空気を含ませて口を閉じる。よく振って、粉をたこ全体にまぶす。

❼ ❺のフライパンに❻のたこを入れて揚げる。少量の油で揚げるので、油につかってないたこは、ときどき上下を入れ替えながらカリッと揚げる。全体がきつね色になったら、キッチンペーパーをしいたバットに移して油をきる。

❽ 器に盛り付け、好みに応じてレモンを添える。

POINT

少量の油で揚げるレシピのため、たこを揚げ油に入れてから1分くらいは、なるべくさわらないようにしてください。

白身魚のアクアパッツァ

材料　**2人分**

白身魚の切り身 …… 240g
あさり（砂抜き済） …… 200g
ミニトマト（半分に切る） …… 6個分
ケッパー …… 好みに応じて
塩 …… 少々
水 …… 1カップ
オリーブオイル …… 小さじ2
●仕上げ用
　オリーブオイル …… 小さじ2
●トッピング
　イタリアンパセリ（みじん切り） …… 少々

作り方

❶ 魚はウロコや骨を取り除く。反り返らないよう皮目に包丁で切り目を入れ、塩をふる。
❷ フライパンを熱し、オリーブオイルをひいて、❶の魚を皮目から弱火で焼く。皮に焼き色がついたら、あさり、ミニトマト、ケッパーを入れて、強火にする。
❸ フライパンをゆすりながら、水を入れる。水が沸騰したら蓋をし、あさりの殻が開くまで火にかける。
❹ 仕上げにオリーブオイルを入れ、フライパンをゆすりながら水と油を乳化させてソース状に仕上げる。
❺ 器に盛り付け、パセリをちらす。

調理時間　30分

POINT

アクアパッツァのおいしさは、あさりがカギを握ります。旬を迎える春に、ぜひトライしてみましょう。

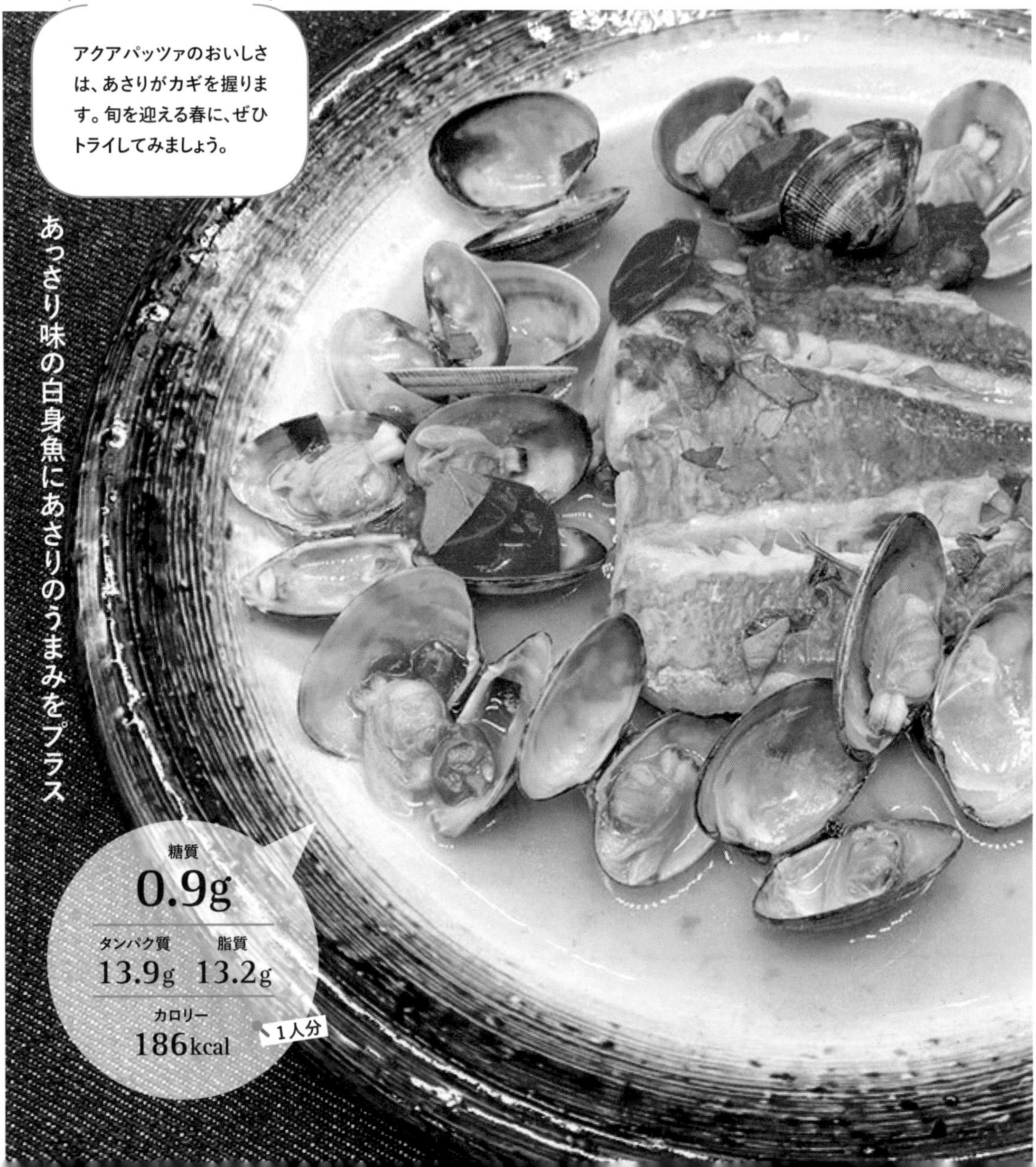

あっさり味の白身魚にあさりのうまみをプラス

糖質
0.9g
タンパク質　**13.9g**
脂質　**13.2g**
カロリー　**186kcal**
1人分

魚介と豆苗の
アーリオオーリオペペロンチーノ

材料 **2人分**

帆立（縦半分に切る） …… 4個分
むきえび …… 12尾
蒸しだこ（一口大に切る） …… 100g
豆苗 …… 4パック
にんにく（みじん切り） …… 2片分
鷹の爪 …… 2本
塩 …… 少々
オリーブオイル …… 大さじ2
●トッピング
　オリーブオイル …… 好みに応じて

作り方

❶ フライパンにオリーブオイル、にんにく、鷹の爪を入れ、弱火にかける。にんにくが色づいてきたら、帆立、えび、たこを入れ、中火にして炒める。
❷ 魚介に火が通ったら豆苗を加えて炒め、塩をふる。
❸ 器に盛り付け、好みに応じてオリーブオイルを回しかける。

POINT

味の決め手になる塩を最後にふることで、豆苗がシャキッとしてみずみずしくなります。

調理時間 15分

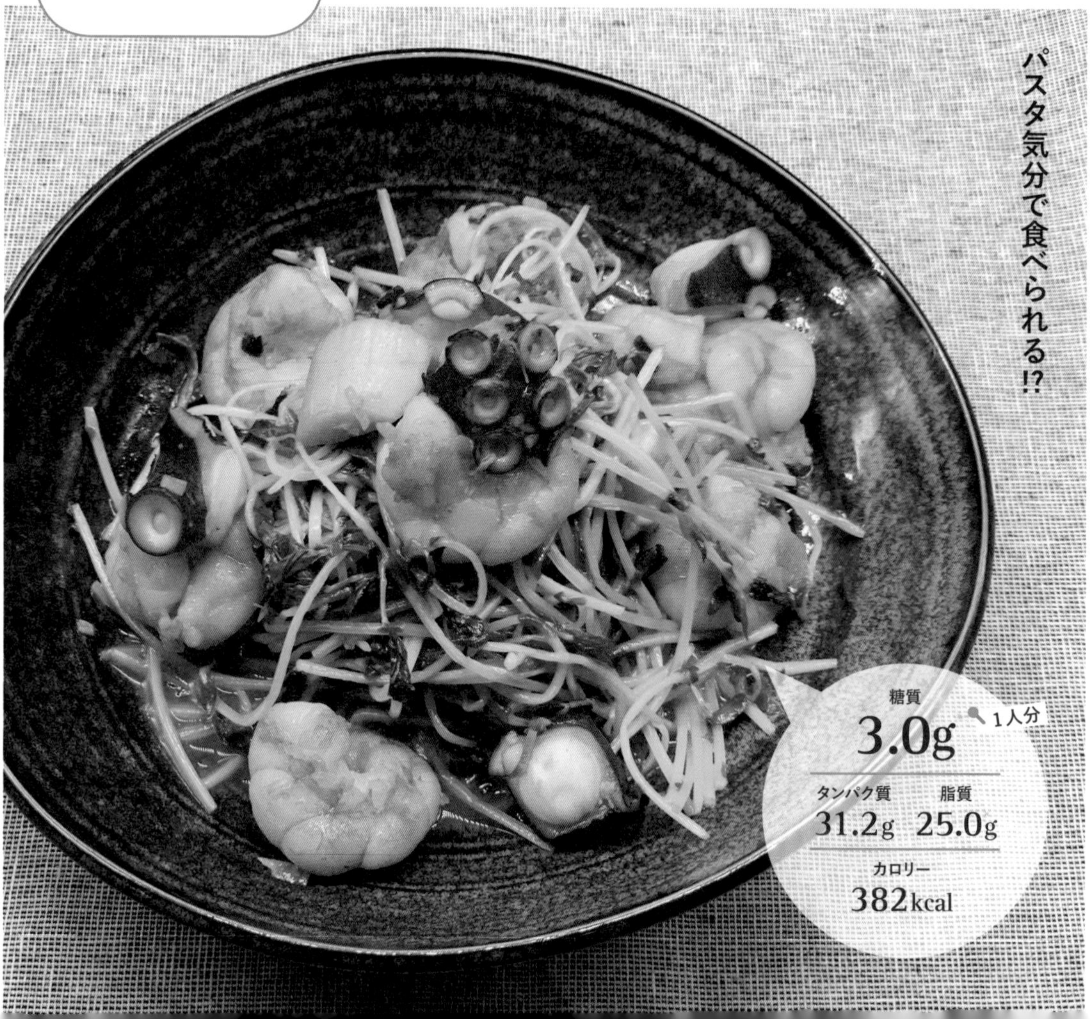

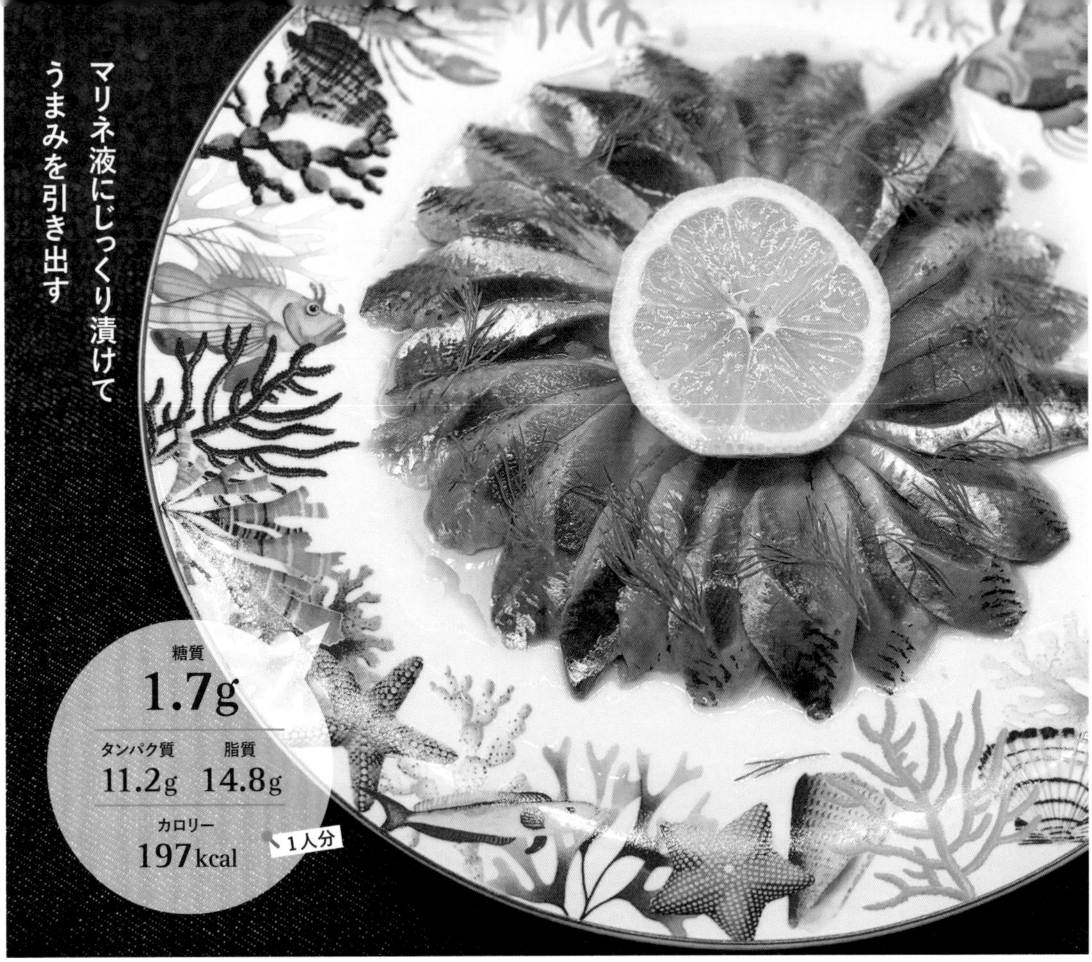

いわしのマリネ

調理時間 30分

材料 **2人分**

まいわし（刺身用） …… 12尾
塩 …… 小さじ2
ラカントS …… 小さじ2
●酢洗い用
　酢 …… 1/2カップ
　水 …… 1/2カップ
●マリネ用
　米酢 …… 大さじ2
　オリーブオイル …… 大さじ8
●トッピング
　ディル（ざく切り） …… 好みに応じて
　レモン（スライス） …… 1枚
　ポン酢醤油 …… 小さじ1
　オリーブオイル …… 好みに応じて

作り方

❶ いわしを三枚におろし、皮をひく。バットに並べ、いわしの両面に塩とラカントSをまぶし、冷蔵庫で30分〜1時間寝かせ、下味をつける。
❷ ボウルに酢洗い用の水と酢を入れ、❶のいわしをくぐらせ、バットに並べる。キッチンペーパーで水気を拭き取る。
❸ 別のバットに❷のいわしを並べ、米酢とオリーブオイルをかけ、冷蔵庫で一晩くらい寝かせる。
❹ ❸のいわしマリネをそぎ切りにして、器に盛り付ける。レモンをのせてポン酢をかけ、好みに応じてディルをのせ、オリーブオイルをかける。

POINT

いわしが最も脂のりのよくなる6月くらいに作ってみましょう。買ったお店で三枚おろしにしてもらえば、時間短縮になります。

白身魚のカルパッチョ仕立て
赤玉ねぎとグレープフルーツのマリネ

材料 2人分

白身魚（刺身用） …… 160g
赤玉ねぎ（スライス） …… 1/2個分
グレープフルーツ（ルビー/皮をむいて房から出す） …… 1個分
すし酢 …… 大さじ1
醤油 …… 大さじ1
塩 …… 少々
●トッピング
ディル（ざく切り） …… 好みに応じて

作り方

❶ ボウルに玉ねぎ、すし酢、醤油を入れて混ぜ合わせ、グレープフルーツを加えて、軽く混ぜる。冷蔵庫で15分ほど寝かせる。

❷ 魚はキッチンペーパーで水気を拭き取り、薄切りにして、器に盛り付ける。

❸ ❶のマリネ液を❷にかけ、中心に❶のグレープフルーツをサークル状に、そのセンターに玉ねぎを高く盛り付ける。魚全体に塩をふり、好みに応じてディルをちらす。

糖質 10.8g
タンパク質 17.5g 脂質 3.5g
カロリー 158kcal
1人分

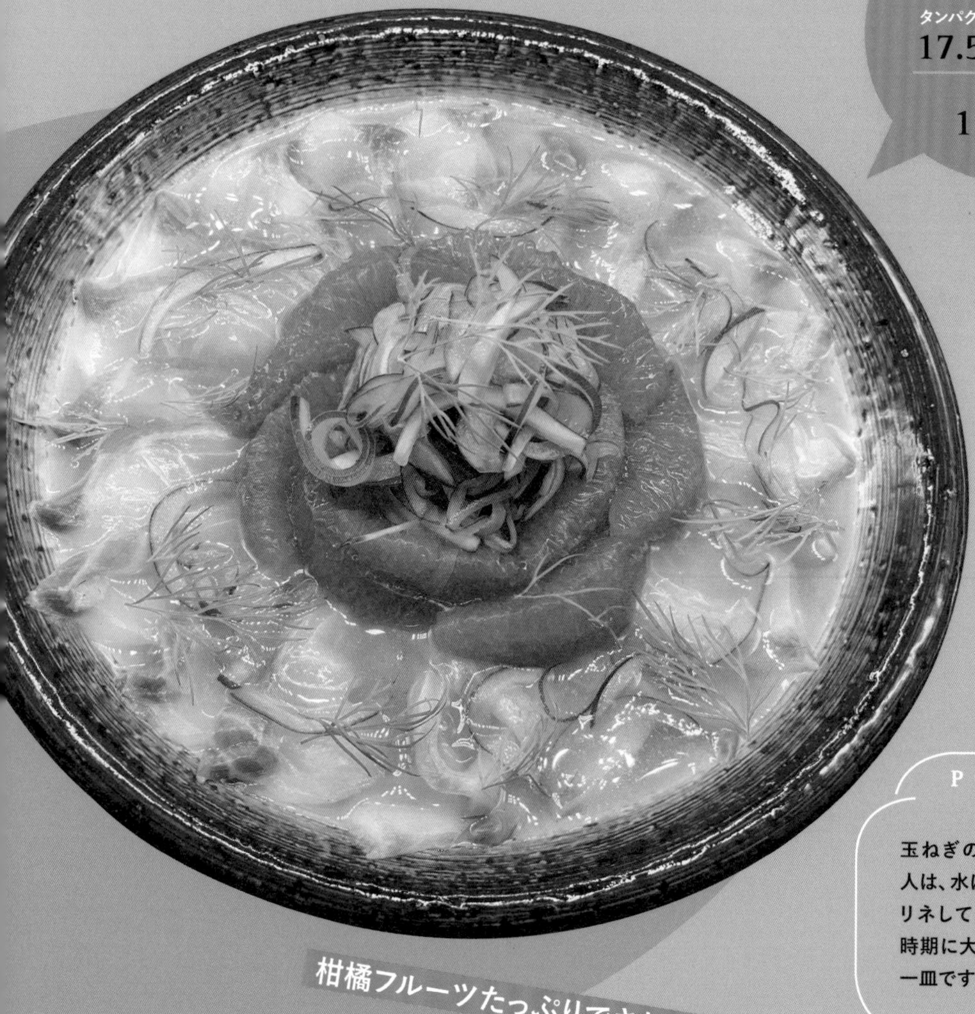

柑橘フルーツたっぷりでさわやかに

POINT

玉ねぎの辛みが苦手な人は、水にさらしてからマリネしてください。暑い時期に大活躍してくれる一皿です。

調理時間 30分

POINT

冷凍まぐろを解凍する場合は、42〜45℃の湯に、湯量に対して1%の塩を入れ、まぐろを1分ほど浸して表面の汚れなどを取ります。キッチンペーパーで水気を拭き取り、ラップに包んで冷蔵庫で解凍すると、うまみが増し、発色がよくなります。

鉄板コンビのソースでおいしさアップ

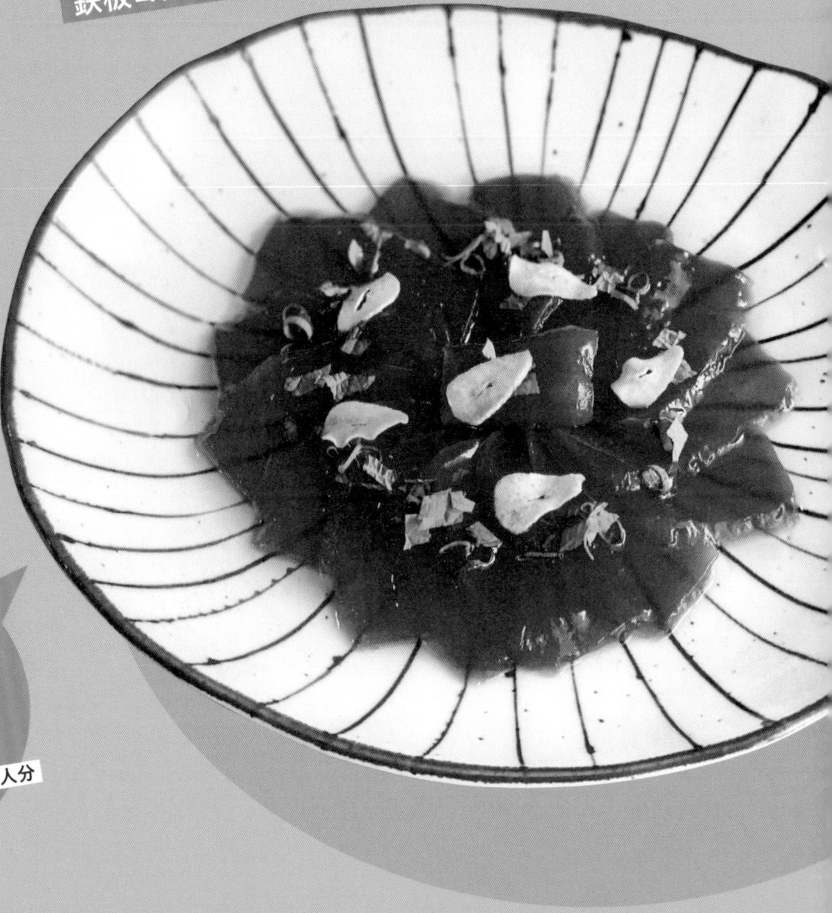

糖質
2.1g

タンパク質 41.4g　脂質 14.1g

カロリー 332kcal

1人分

まぐろの和風カルパッチョ
にんにくとごま油ソース

材料 2人分

まぐろ（赤身、さく） …… 300g

●ソース

にんにく（スライス） …… 1片分

ごま油 …… 大さじ1

●漬けだれ

醤油 …… 大さじ2

みりん …… 小さじ2

●トッピング

大葉（みじん切り） …… 2枚分

万能ねぎ（小口切り） …… 少々

作り方

❶ フライパンにごま油とにんにくを入れて弱火にかけ、にんにくが薄いきつね色になったら、ごま油とにんにくを分けて容器に移し、ごま油は常温になるまで冷ます。

❷ まぐろの水気をキッチンペーパーで拭き取り、薄切りにする。

❸ バットに醤油とみりんを入れ、❷のまぐろを重ならないように並べる。まぐろにラップが直接つくようにかけて冷蔵庫で30分ほど寝かせる。

❹ 器に盛り付け、❶のごま油を回しかける。❶のにんにく、大葉、万能ねぎをちらす。

調理時間 15分

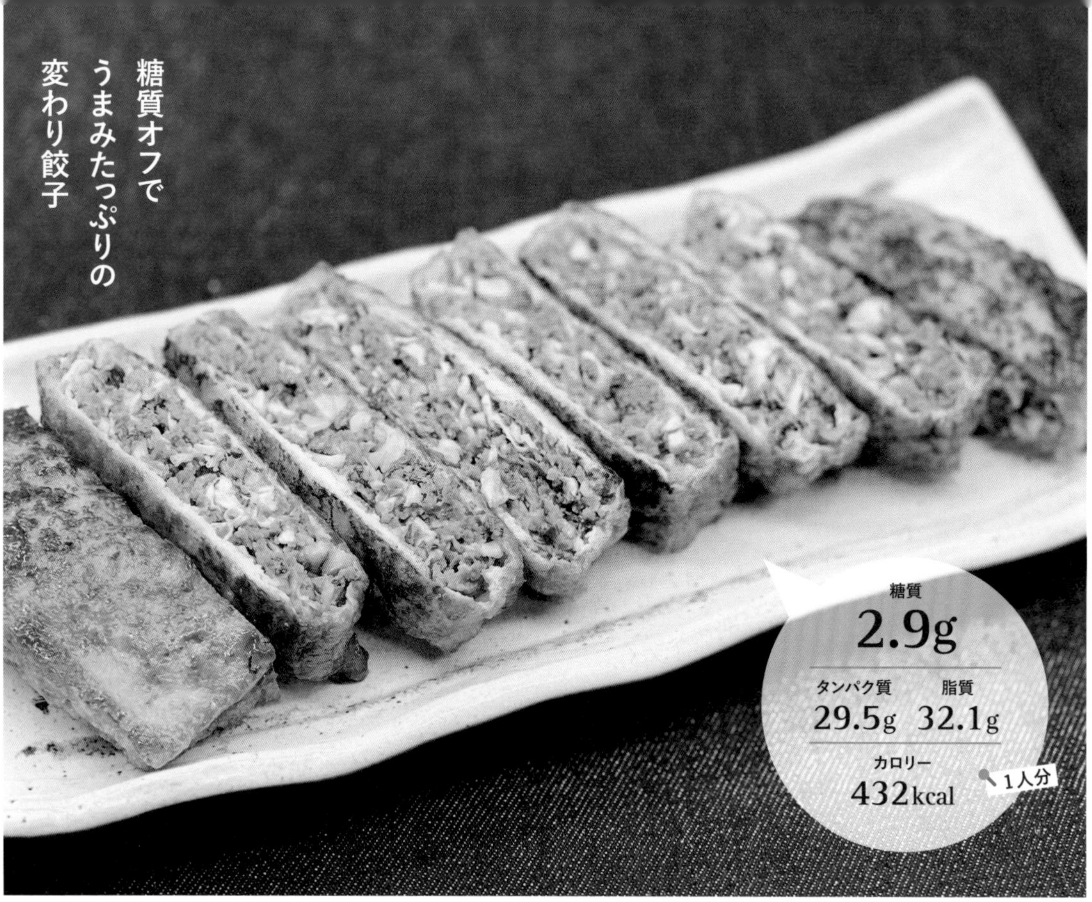

油揚げ餃子

調理時間 30分

材料 2人分

豚挽き肉 …… 150g
キャベツ(粗みじん切り)
…… 1/6個分(100g)
にら(粗みじん切り)
…… 1/2束分(50g)
油揚げ …… 2枚(120g)

●合わせ調味料
鶏がらスープの素(顆粒)
…… 小さじ1
醤油 …… 小さじ1/2
オイスターソース …… 小さじ1
ラカントS …… 小さじ1/2
しょうが(すりおろす) …… 小さじ1/2

作り方

❶ ボウルに合わせ調味料の材料を入れ、混ぜ合わせる。
❷ 別のボウルにキャベツとにらを入れ、塩少々(材料外)をふって揉み、余分な水分を出す。
❸ ❷に豚挽き肉と❶の合わせ調味料を入れ、粘りが出るまでよく混ぜ合わせる。
❹ 油揚げを横半分に切り、❸の餡を詰める。
❺ フライパンを熱し、❹を入れて蓋をする。弱火で蒸し焼きにし、両面焼く。
❻ ❺を1切れを半分に切って器に盛り付ける。

POINT

油は油揚げに含まれているので不要です。できたてをそのまま食べてもおいしいですし、お好みでポン酢醤油を少々垂らすのもおすすめです。

鶏もも肉ソテー
白髪ねぎのにんにくごま油風味

材料 **2人分**

鶏もも肉 …… 280g
塩 …… 少々
ごま油 …… 小さじ2
にんにく(つぶす) …… 1片分
●白髪ねぎあえ
　長ねぎ …… 1/2本
　ごま油 …… 大さじ2
　黒こしょう …… 少々
　塩 …… 少々
●仕上げ用
　黒こしょう …… 少々

作り方

❶ ねぎは長さ5㎝幅のせん切りにする。ボウルに水を入れ、20～30分さらし、ざるにあげて水気をきり、ごま油であえ、黒こしょうと塩をふる。
❷ 鶏肉の筋を包丁で取り除き、全体に塩をふる。
❸ フライパンにごま油とにんにくを入れて弱火にかけ、にんにくがきつね色になったら容器に移す。
❹ ❸のフライパンに鶏肉を入れ、皮目を弱火でじっくりと焼く。余分な脂はキッチンペーパーで拭き取りながら5分ほど焼く。皮がきつね色になったら蓋をして、5分ほど蒸し焼きにする。
❺ 鶏肉全体に火が通ったら、余分な水分をキッチンペーパーで拭き取り、弱火にする。皮がパリッと焼き上がったら、器に盛り付ける。
❻ ❶の白髪ねぎあえと❸のにんにくをのせ、黒こしょうをふる。

POINT

鶏肉の皮をパリッと焼き上げるために、火加減は弱火にし、余分な脂はまめに拭き取るのが鉄則です。

調理時間 30分

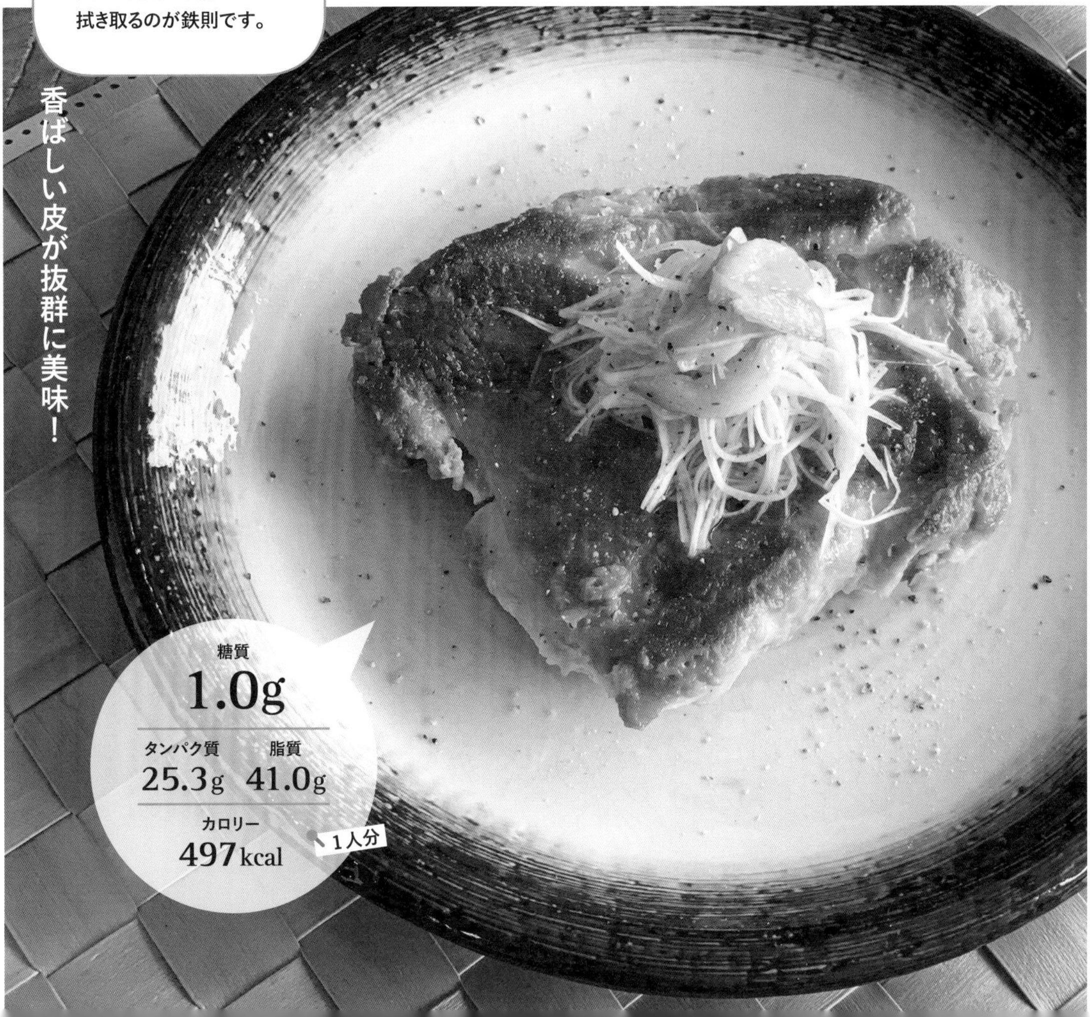

香ばしい皮が抜群に美味！

糖質 1.0g
タンパク質 25.3g　脂質 41.0g
カロリー 497kcal
1人分

いかと夏野菜のアンチョビソテー

材料 **2人分**

するめいか …… 1杯
アンチョビフィレ …… 4枚
オリーブオイル …… 大さじ2
パプリカ（赤と黄/くし形切り）
…… 各1/2個分
ズッキーニ（輪切り） …… 1/2本分
ミニトマト（半分に切る） …… 4個分
アスパラガス（根元のかたい部分の皮をむき半分に切る） …… 2本分
ししとうがらし …… 6本
にんにく（スライス） …… 1片分
鷹の爪 …… 1本
ケッパー …… 好みに応じて
塩 …… 少々

作り方

❶ いかは流水で軽く洗い、頭と肝がつながっているところに指を入れ、足を引っ張る。肝の中心にある墨袋が破けないようにはがし、足と肝がついている付け根を切り落とす。軟骨を取り除き、皮をむく。
❷ ❶のいかを流水で洗い、キッチンペーパーで水気を拭き取る。胴体は輪切りに、足はぶつ切りにする。
❸ フライパンにオリーブオイル、にんにく、鷹の爪を入れ、弱火にかける。にんにくが色づいたら、にんにくと鷹の爪を容器に移し、野菜類を入れる。
❹ 塩をふり、焼き色がつくようになるべくさわらずに炒める。
❺ 野菜類に焼き色がついたら、アンチョビを入れて崩し、全体にからめる。
❻ ❷のいかと好みに応じてケッパーを入れ、全体を大きく混ぜながらいかに火を通す。❸のにんにくと鷹の爪を戻して器に盛り付ける。

POINT

野菜は旬のものを自由に使用してください。野菜は焼いてうまみと甘みを引き出すことがポイントです。

調理時間 30分

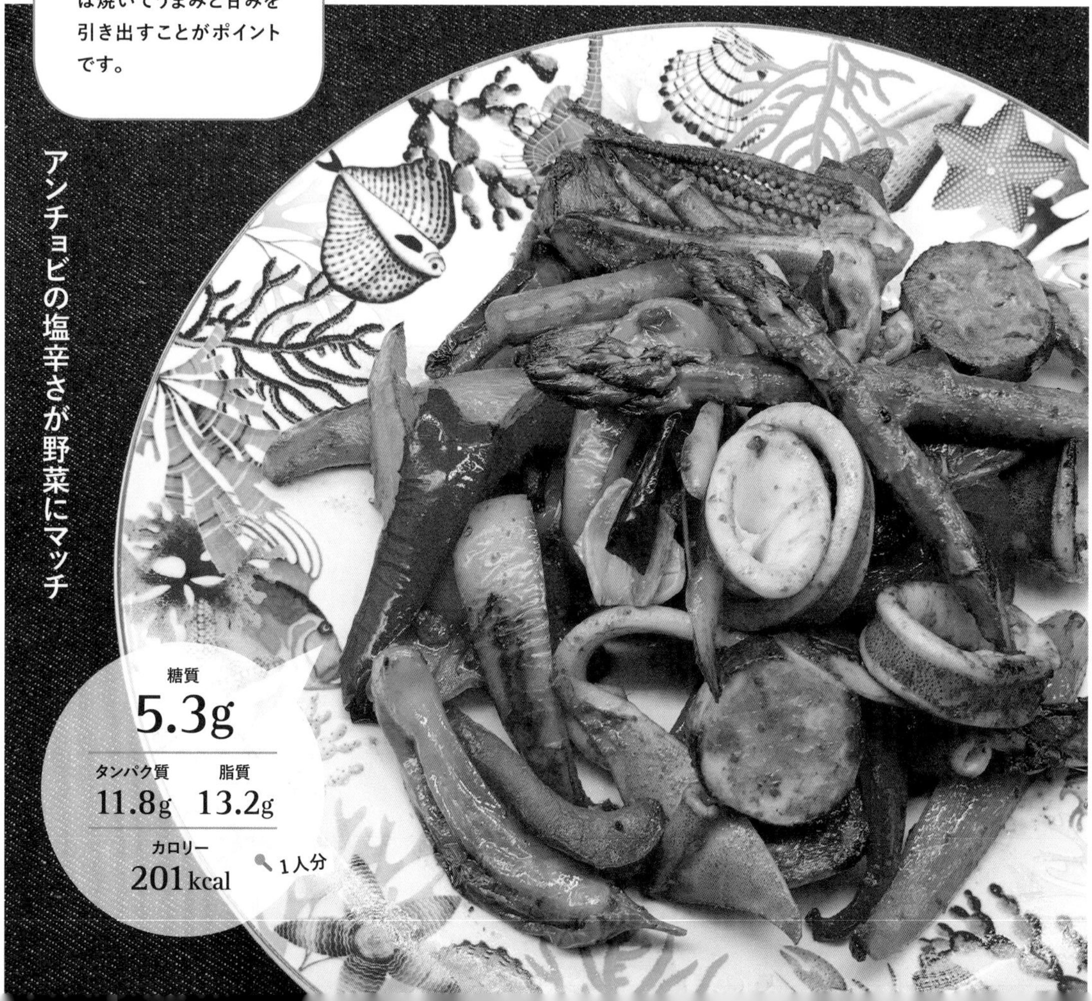

アンチョビの塩辛さが野菜にマッチ

糖質
5.3g
タンパク質 11.8g
脂質 13.2g
カロリー 201kcal
1人分

PART 2

野菜や豆腐などを使った

サイドメニュー

ゆでたブロッコリーなどの野菜にゆでたたこやえび、ゆで卵などを入れたり、ほうれん草や小松菜といった青菜のおひたしにはしらすをトッピングしたりするなど、サイドメニューにもタンパク源をプラスしましょう。

彩り野菜の焼き浸し

材料 **2人分**

長なす（縦に4等分）…… 1本分
パプリカ（赤、黄/くし形切り）
…… 各1/4個分
アスパラガス …… 2本
塩 …… 少々
米油 …… 大さじ2
●合わせつゆ
醤油 …… 大さじ2
みりん …… 大さじ1
ラカントS …… 大さじ1
かつおだし …… 150㎖
●トッピング
しょうが（せん切り）
…… スライス2枚分

作り方

❶ なすは格子状に隠し包丁を入れ、水に5分ほどさらしてアク抜きをし、キッチンペーパーで水気を拭き取る。アスパラガスは根元のかたい部分の皮をピーラーでむく。
❷ 耐熱容器に合わせつゆの材料を入れ、ラップをかけて電子レンジ600Wで 2分加熱する。
❸ 切った野菜に塩をふってすり込む。
❹ フライパンを強火にかけ、米油をひき、170°Cくらいになるまで熱する。パプリカとアスパラガスを入れ、全面に焼き色がつくまで焼き、バットに移す。
❺ ❹のフライパンになすを皮目から入れる。両面に焼き色がつくまで焼き、❹のバットに移す。
❻ 野菜を入れたバットに❷のつゆを入れ、30分ほど浸す。
❼ 器に盛り付け、しょうがをのせる。

POINT

野菜に塩をすり込むことで、加熱時間を短縮でき、油の酸化防止になります。

調理時間 **40**分

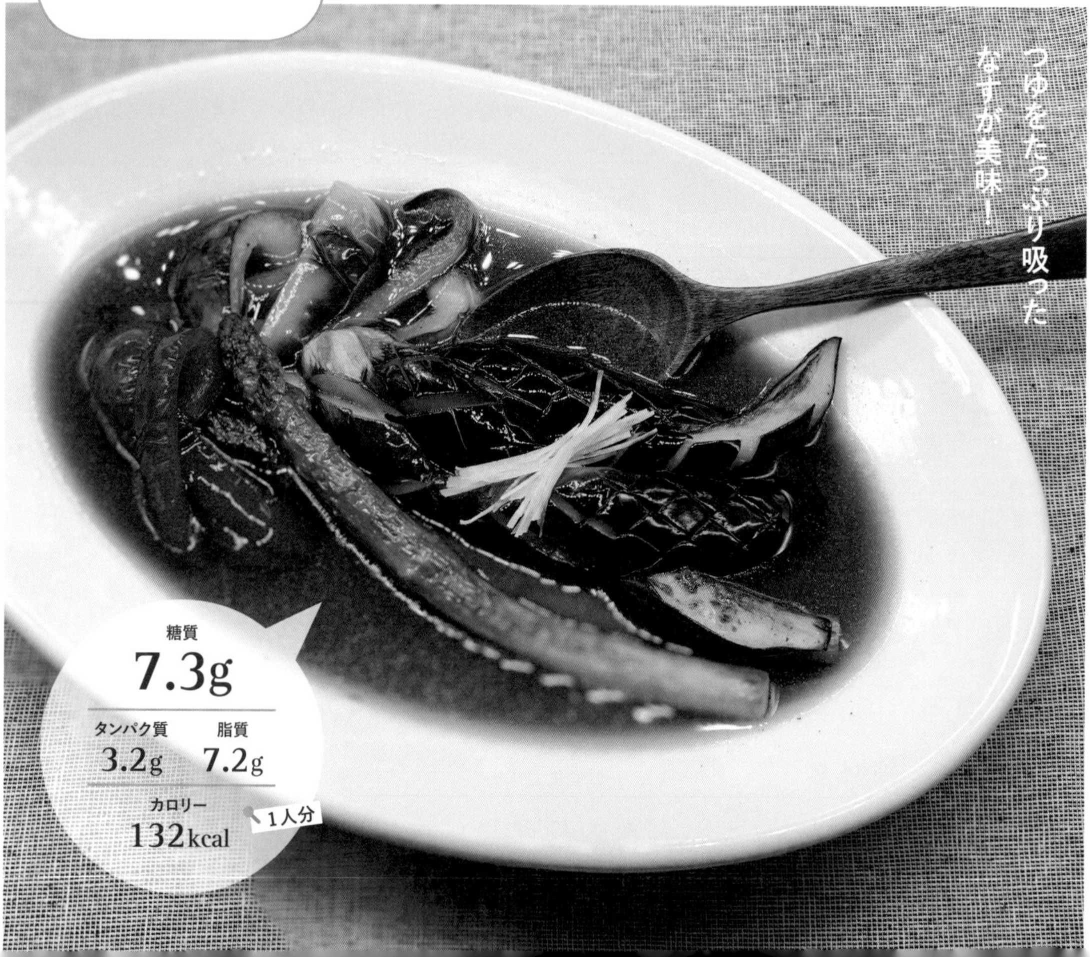

糖質
7.3g
タンパク質 **3.2g**　脂質 **7.2g**
カロリー **132kcal**
1人分

焼きだし豆腐

材料　**2人分**

木綿豆腐 …… 400g
オクラ …… 4本
塩（板ずり用） …… 少々
片栗粉 …… 大さじ2
米油 …… 大さじ2

●合わせつゆ

醤油 …… 大さじ2
みりん …… 大さじ1
ラカントS …… 大さじ1
かつおだし …… 1/2カップ

●トッピング

焼き海苔 …… 1/4枚
しょうが（せん切り） …… スライス4枚分

作り方

❶ オクラはへたを切り、塩をふって板ずりする。
❷ 豆腐は好きな大きさに切り、キッチンペーパーで包み、耐熱皿に入れてラップをかける。
❸ 別の耐熱容器に合わせつゆの材料を入れ、ラップをかける。
❹ ❷と❸を同時に電子レンジに入れ、600Wで2分加熱する。
❺ ❹の豆腐を再度キッチンペーパーで包み、水気を拭き取る。両面に片栗粉をまぶす。
❻ フライパンを熱し、米油をひき、❶のオクラと❺の豆腐を中火で焼く。オクラは火が通ったら、豆腐は両面に焼き色がついたら、器に盛り付ける。
❼ ちぎった焼き海苔を添え、❹の合わせつゆを注ぎ、オクラとしょうがをのせる。

POINT

豆腐は電子レンジで温めることで、水きりできます。合わせつゆも電子レンジを使用することで時間短縮になります。

調理時間　30分

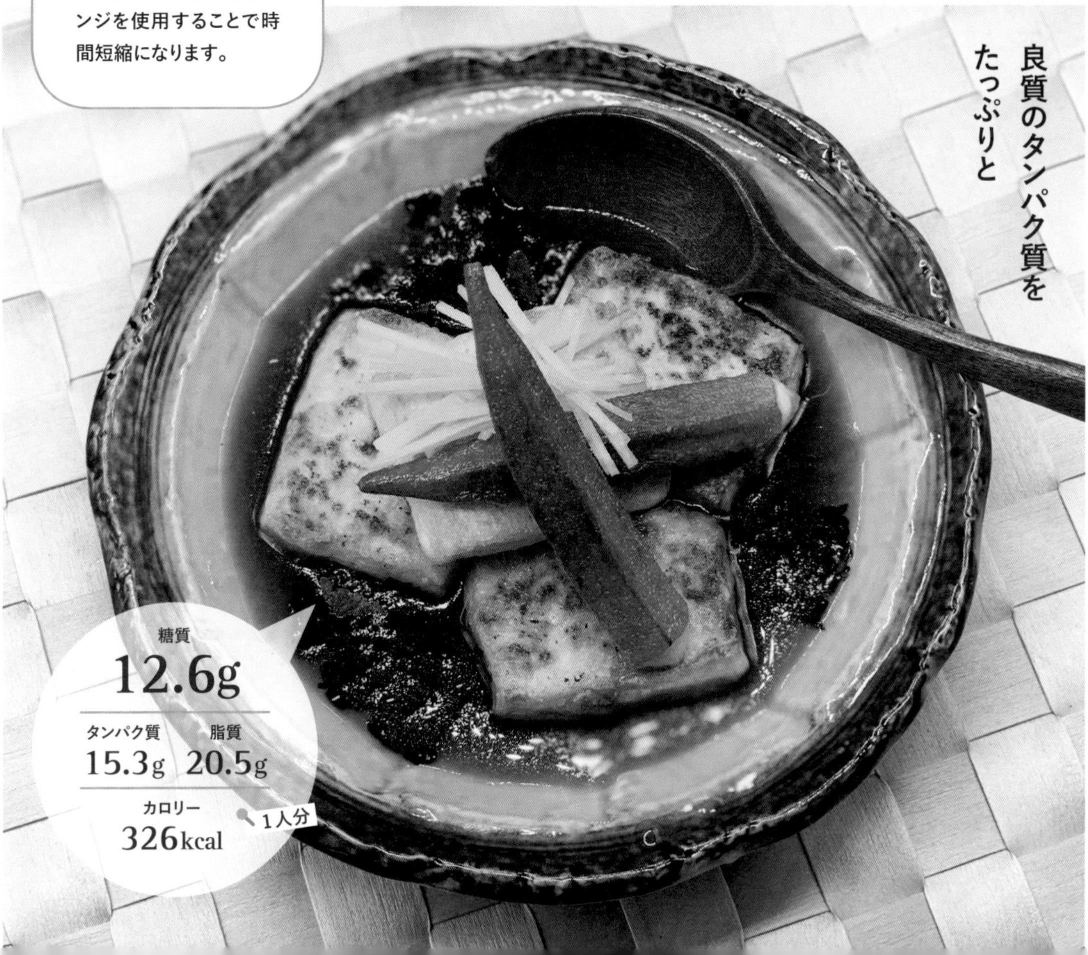

糖質 **12.6g**
タンパク質 **15.3g**　脂質 **20.5g**
カロリー **326kcal**
1人分

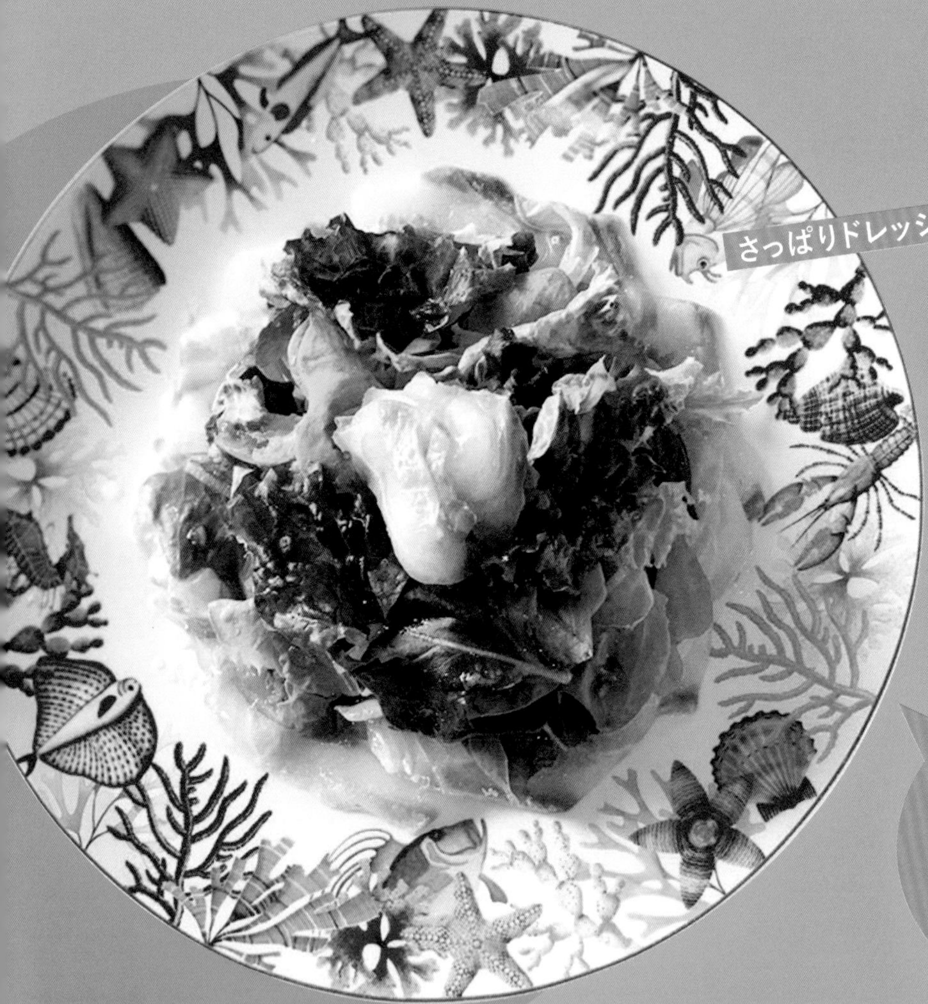

さっぱりドレッシングが決め手

1人分

糖質
2.2g

タンパク質
10.5g

脂質
6.2g

カロリー
114kcal

お刺身サラダ 自家製梅ドレッシング

材料 2人分

白身魚（刺身用） …… 半身（約100g）

サニーレタス、グリーンカール …… 各30g

塩 …… 少々

●ドレッシング

醤油 …… 小さじ1

すし酢 …… 小さじ2

梅干し（甘口） …… 1個

アマニ油 …… 小さじ2

作り方

❶ ボウルに氷水を作り、サニーレタスとグリーンカールを入れる。ボウルの中で好みの大きさに手でちぎり、そのまま5〜10分浸す。

❷ ❶の野菜の水気をきり、キッチンペーパーでしっかりと水気を拭き取る。

❸ 梅干しは種を取り除き、包丁で叩いて細かくする。

❹ 白身魚はキッチンペーパーで水気を拭き取り、薄切りにして、バットに移して塩をふる。

❺ ボウルにドレッシングの材料を入れ、混ぜ合わせる。

❻ 器に白身魚と野菜を盛り付け、❺のドレッシングを回しかける。

POINT

葉ものは氷水に浸すとシャキシャキの歯ごたえになります。

調理時間 30分

やみつきサラダ 韓国風

材料 2人分

サニーレタス、グリーンカール
…… 各50g
長ねぎ（せん切り） …… 1本分
にんじん（せん切り） …… 1/3本分
ブロッコリースプラウト
…… 好みに応じて
韓国海苔 …… 4枚

●ドレッシング
にんにく（すりおろす）…… 1/2片分
醤油 …… 大さじ1
酢 …… 大さじ1
ラカントS …… 小さじ1
ごま油 …… 大さじ2
白ごま …… 小さじ2

作り方

❶ ボウルに氷水を作り、サニーレタスとグリーンカールを入れる。ボウルの中で好みの大きさに手でちぎり、そのまま5〜10分浸す。
❷ ねぎは水にさらし、キッチンペーパーで水気を拭き取る。
❸ ❶の野菜の水気をきり、キッチンペーパーでしっかりと水気を拭き取る。
❹ ボウルに❷のねぎ、❸の野菜、にんじん、ちぎった海苔、ドレッシングの材料を入れ、混ぜ合わせる。
❺ 器に盛り付け、好みに応じてブロッコリースプラウトをのせる。

POINT
ドレッシングの量は好みに応じて、調整しながら少しずつ入れてください。

1人分
糖質 3.8g
タンパク質 4.1g
脂質 14.0g
カロリー 181kcal

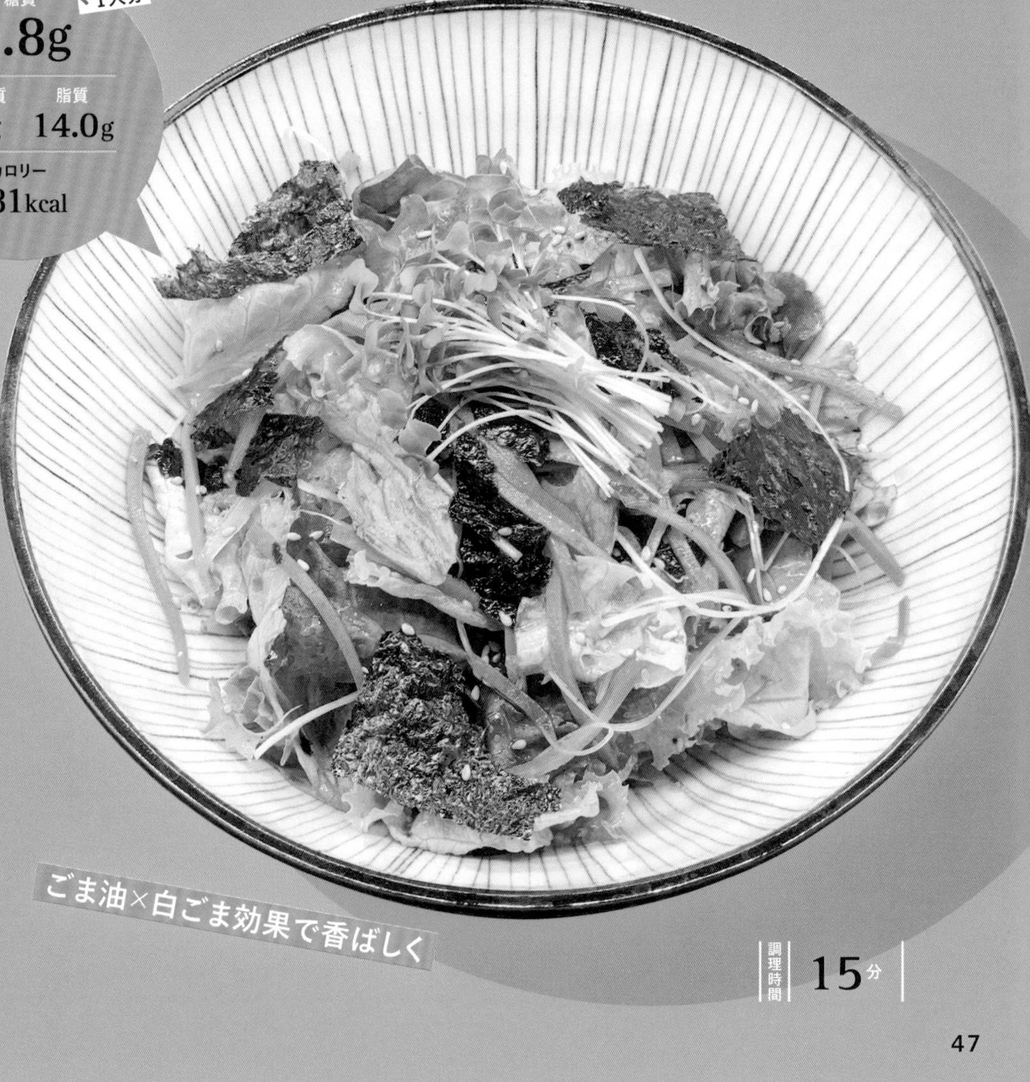

ごま油×白ごま効果で香ばしく

調理時間 15分

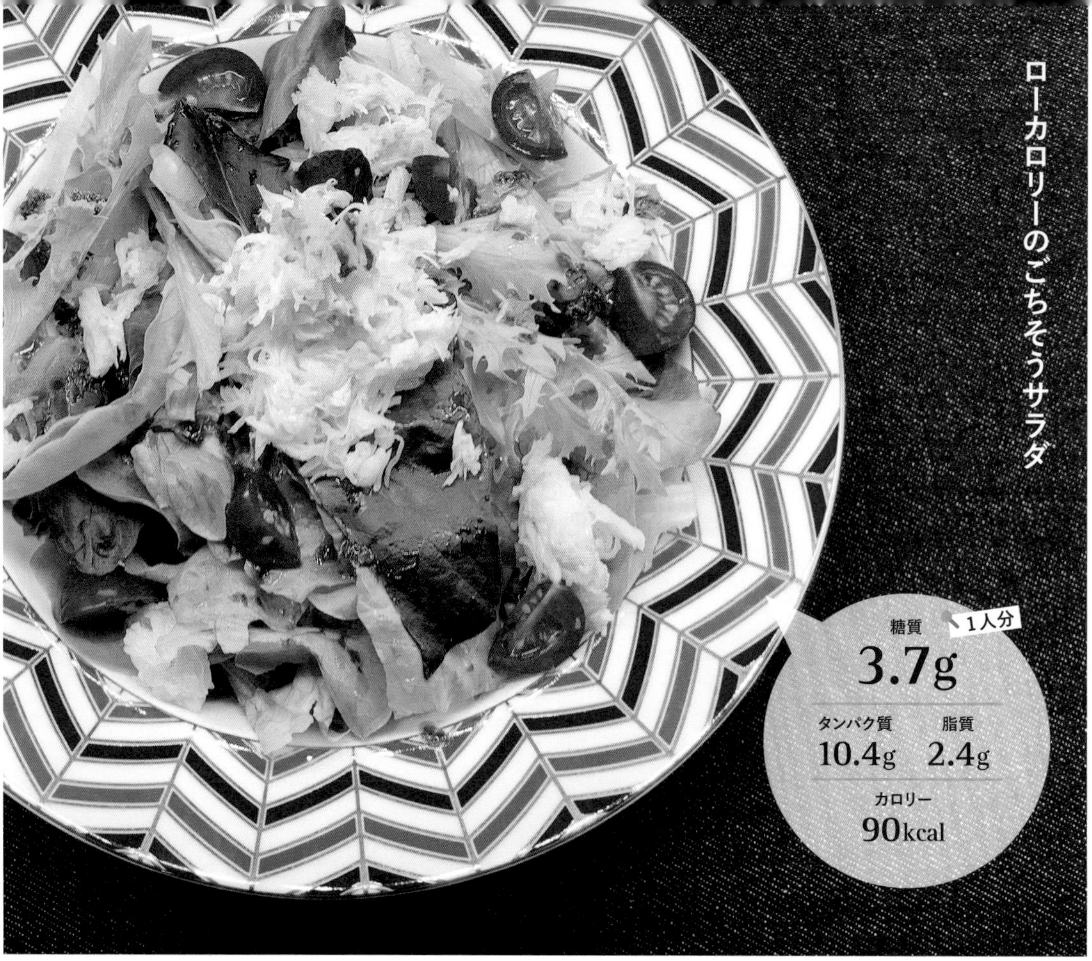

調理時間 15分

かにサラダ

自家製青海苔ドレッシング

材料 **2人分**

かにフレーク …… 80g
ミニトマト（4つ割り） …… 8個分
サニーレタス、グリーンカール
…… 各40g
●ドレッシング
にんにく（すりおろす） …… 小さじ1
しょうが（すりおろす） …… 小さじ1
醤油 …… 大さじ2
黒酢 …… 大さじ2
ラカントS …… 小さじ1
青海苔 …… 小さじ1
オリーブオイル …… 大さじ1

作り方

❶ ボウルに氷水を作り、サニーレタスとグリーンカールを入れる。ボウルの中で葉を好みの大きさに手でちぎり、そのまま5～10分浸す。
❷ ❶の野菜の水気をきり、キッチンペーパーでしっかりと水気を拭き取る。
❸ ボウルにドレッシングの材料を入れ、混ぜ合わせる。
❹ 器に❷の野菜、ミニトマト、かにフレークを盛り付け、❸のドレッシングをかける。

POINT

乾燥青海苔でも十分おいしいですが、生海苔を使うと、より香り高くなります。

ブロッコリーの
アンチョビソテー

材料　**2人分**

ブロッコリー …… 1株
アンチョビフィレ …… 5枚
にんにく（スライス） …… 1片分
鷹の爪 …… 1本
オリーブオイル …… 大さじ2
●仕上げ用
オリーブオイル …… 適量

POINT

アンチョビはペーストでも代用可能です。

作り方

❶ 鍋にたっぷりの湯を沸騰させる。湯量に対して約1％の塩（材料外）を入れる。
❷ ブロッコリーを小さめの房に切り分ける。茎は皮をむき、斜め薄切りにする。
❸ ❶の鍋に❷のブロッコリーを入れ、3分ほどゆでる。ざるにあげて水気をきる。
❹ アンチョビは油をきる。
❺ フライパンにオリーブオイルをひき、にんにくと鷹の爪を入れて弱火にかける。にんにくが色づいたら、鷹の爪を別の容器に移す。
❻ ❺のフライパンにアンチョビを入れて崩し、❸のブロッコリーを加え、強火でさっと炒める。仕上げにオリーブオイルを回しかける。
❼ 器に盛り付け、❺の鷹の爪をのせる。

調理時間 30分

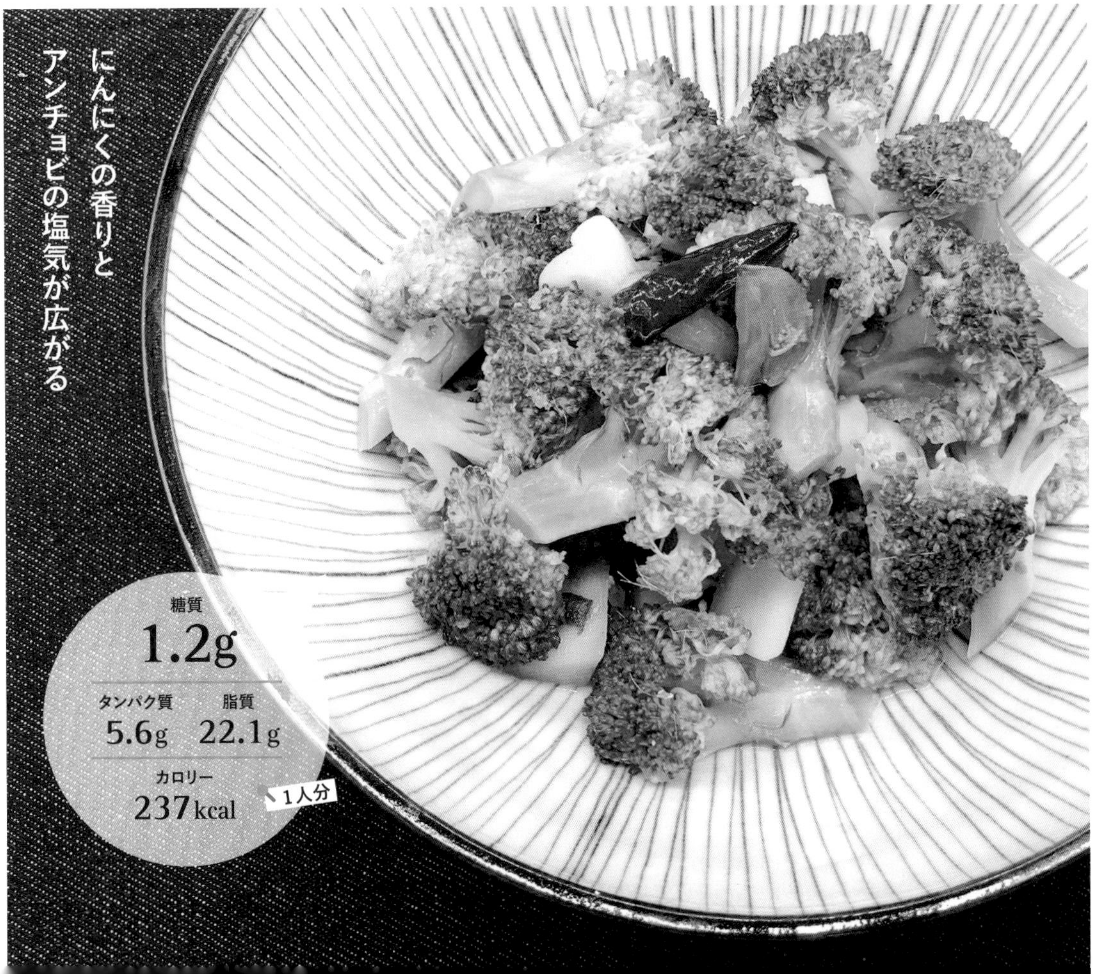

えびとアボカドの
塩レモンマリネ

材料　2人分

むきえび …… 8尾
アボカド …… 1/2個
玉ねぎ（スライス） …… 1/4個分
レモン（スライス） …… 4枚
●マリネ液
　ラカントS …… 小さじ1
　酢 …… 大さじ1
　オリーブオイル …… 大さじ1/2
　塩 …… 小さじ1/2

作り方

❶ えびは背ワタを取る。鍋に湯を沸騰させ、塩少々（分量外）を入れ、えびをさっとゆで、ざるにあげる。
❷ ボウルに氷水を作り、❶のえびを入れて冷やし、水気を拭き取る。
❸ ボウルにマリネ液の材料を入れ、混ぜ合わせる。
❹ アボカドはえびと同じくらいの大きさに切る。
❺ ❸のボウルに❹のアボカド、玉ねぎ、レモンを入れて混ぜ合わせ、具材にラップが直接つくようにかけ、冷蔵庫で10分ほど冷やす。
❻ ❺のボウルに❷のえびを入れて混ぜ合わせ、器に盛り付ける。

糖質
2.0g
タンパク質 **11.7g**　脂質 **12.7g**
カロリー **179kcal**　1人分

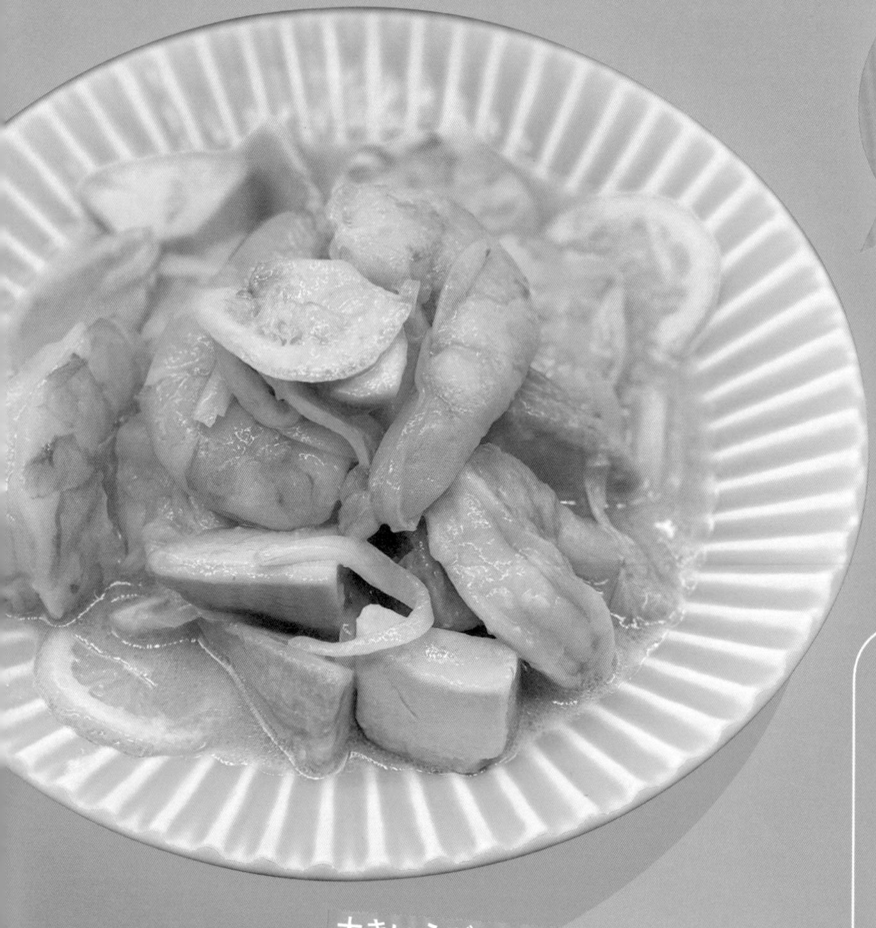

大きいえびで食べごたえもたっぷり

POINT

低温調理器を持っている人は、えびを低温調理しましょう。加熱温度を60℃にセットし、スイッチを入れます。ジッパー付きポリ袋にえびとオリーブオイル大さじ1を入れ、空気を抜いて袋を閉じ30分加熱。氷水で冷やしてからマリネします。

調理時間　30分

納豆・キムチ・しらすの油揚げクロスティーニ

材料　2人分

油揚げ …… 2枚
納豆（たれなし） …… 100g
白菜キムチ …… 好みに応じて
釜揚げしらす …… 好みに応じて
大葉（せん切り） …… 2枚分
醤油 …… 小さじ2

作り方

❶ 油揚げを横半分に切ってから斜めに切り、三角形を計8個作る。
❷ フライパンを熱して、❶の油揚げをカリカリになるまで素焼きにする。
❸ ボウルに納豆と醤油を入れて混ぜ合わせる。
❹ 器に油揚げを盛り付け、❸の納豆、大葉、好みに応じてキムチ、しらすをのせる。

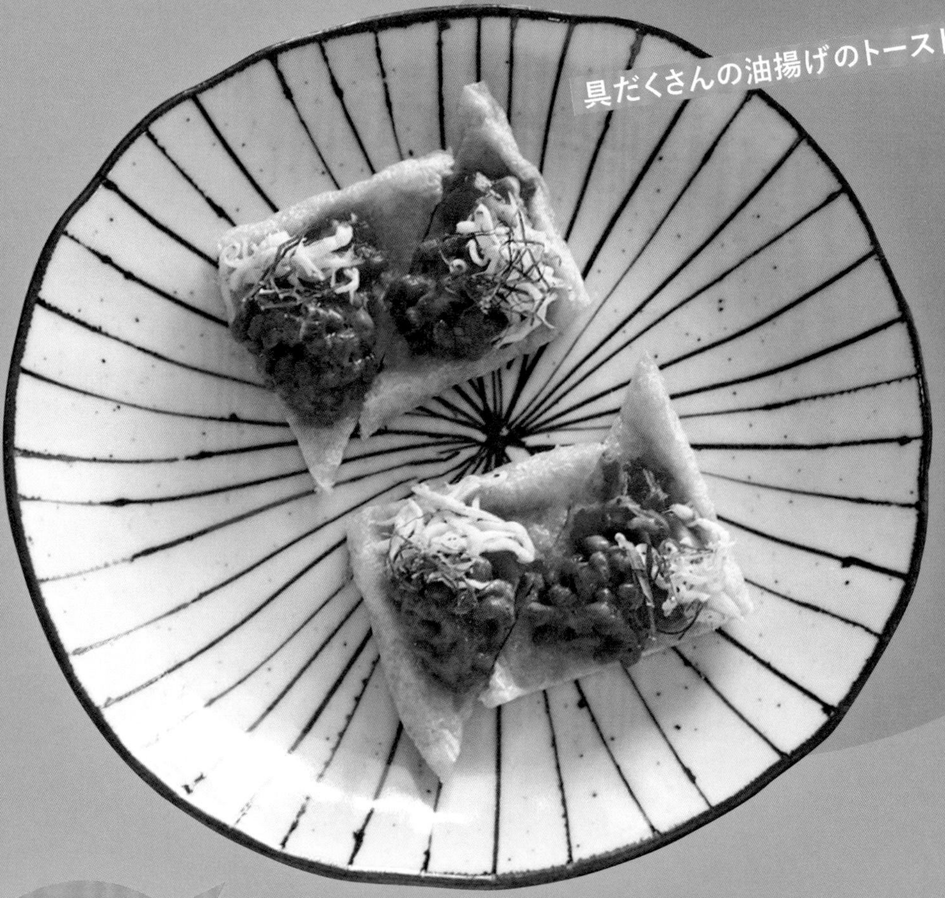

糖質
6.6g
タンパク質 13.8g
脂質 9.0g
カロリー 191kcal
1人分

POINT
納豆に使用する醤油は付属のたれで代用できます。

調理時間 15分

豚挽き肉の担々寄せ豆腐

材料　**2人分**

豚挽き肉 …… 120g
寄せ豆腐 …… 200g
●合わせ調味料
　しょうが（すりおろす） …… 少々
　醤油 …… 小さじ2
　ラカントS …… 小さじ1
　豆板醤 …… 小さじ2
　白練りごま …… 小さじ2
　黒酢 …… 小さじ1
●トッピング
　白すりごま …… 少々
　オリーブオイル …… 小さじ1
　万能ねぎ（小口切り） …… 好みに応じて

作り方

❶ 寄せ豆腐はキッチンペーパーで包んでざるに入れ、重石をのせて水きりする。

❷ ボウルに合わせ調味料の材料を入れ、混ぜ合わせる。

❸ フライパンを熱し、豚挽き肉を入れ、弱火で炒め、❷の合わせ調味料を入れて全体にからめる。

❹ 器に❶の豆腐を盛り付け、❸の豚挽き肉をのせ、白すりごまをちらし、オリーブオイルを回しかける。好みに応じて万能ねぎをのせる。

POINT

トッピングのオリーブオイルはごま油で代用できます。

調理時間 15分

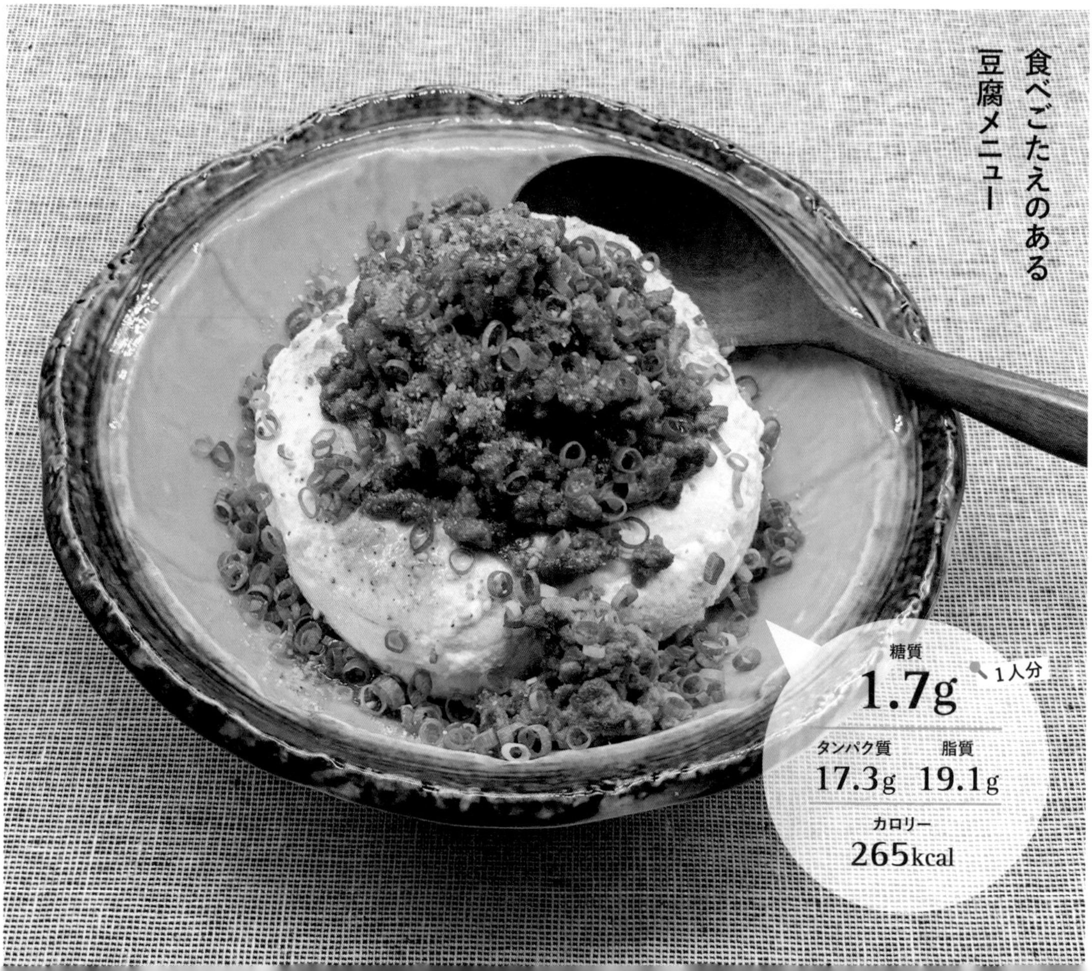

食べごたえのある豆腐メニュー

1人分
糖質 1.7g
タンパク質 17.3g　脂質 19.1g
カロリー 265kcal

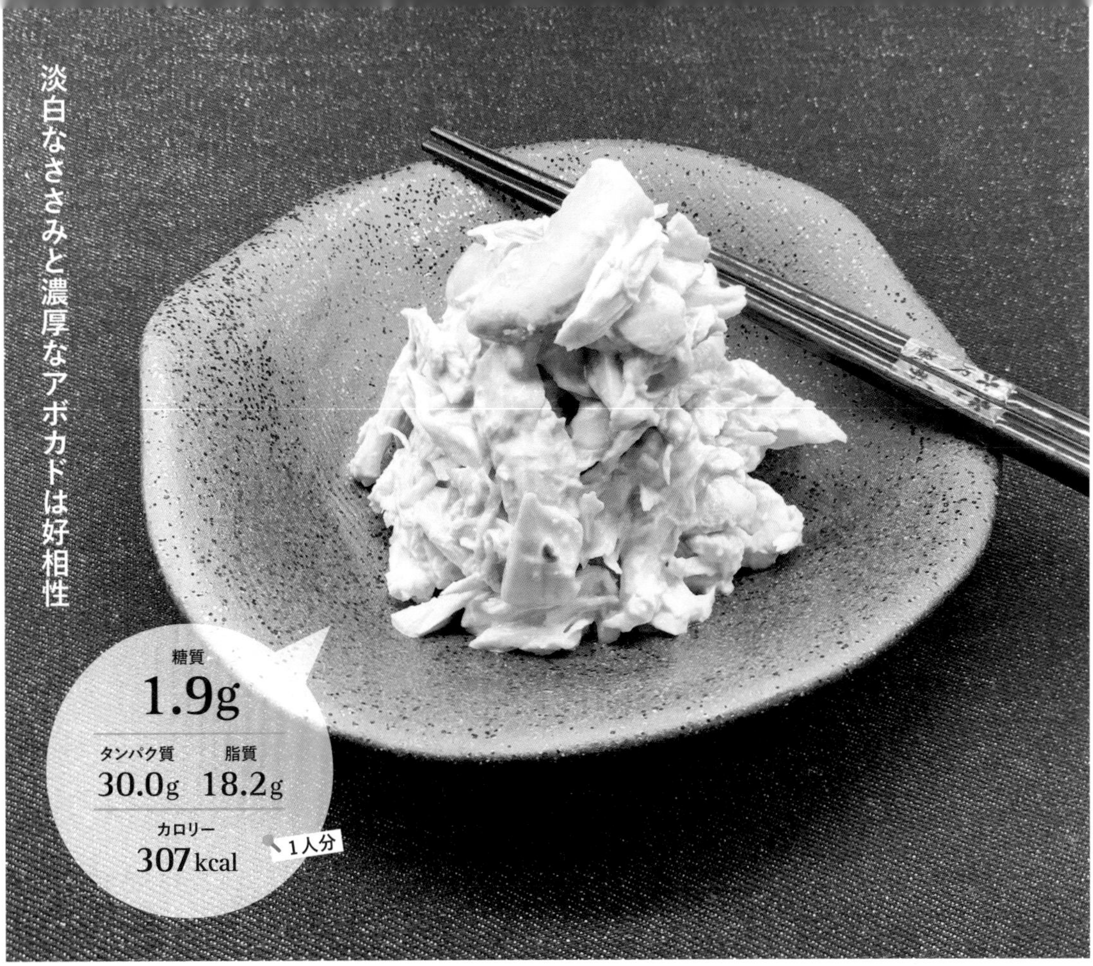

淡白なささみと濃厚なアボカドは好相性

糖質
1.9g
タンパク質 30.0g
脂質 18.2g
カロリー 307kcal
1人分

調理時間 60分

鶏ささみとアボカドのわさびマヨネーズあえ

材料 **2人分**

鶏ささみ …… 250g
アボカド（縦半分に切り、横5㎜幅に切る） …… 1個分
醤油 …… 大さじ2
マヨネーズ …… 大さじ2
練りわさび …… 小さじ1

POINT

わさびは柚子こしょうで代用できます。わさびや柚子こしょうが苦手な人は、使わなくても十分においしいので心配ご無用！

作り方

❶ 鶏肉の筋を包丁で取り除き、ジッパー付きポリ袋に入れる。空気を抜いて密閉状態にして、袋の口を閉じる。

❷ 低温調理器を利用する場合は65℃で45分を目安とし、❶を入れて低温加熱調理する。炊飯器を利用する場合は、炊飯釜に沸騰直前の湯を入れてから❶を入れ、保温スイッチを押して1時間加熱調理する。

❸ ボウルに氷水を作り、❷を封を開けずに袋ごと冷やす。

❹ 鶏肉が冷えたら袋から出し、キッチンペーパーで水気を拭き取り、手で細かく裂く。

❺ ボウルに、醤油、マヨネーズ、わさびを入れて混ぜ合わせ、❹の鶏肉を加えてよく混ぜ合わせる。

❻ アボカドを入れて軽く混ぜ合わせ、器に盛り付ける。

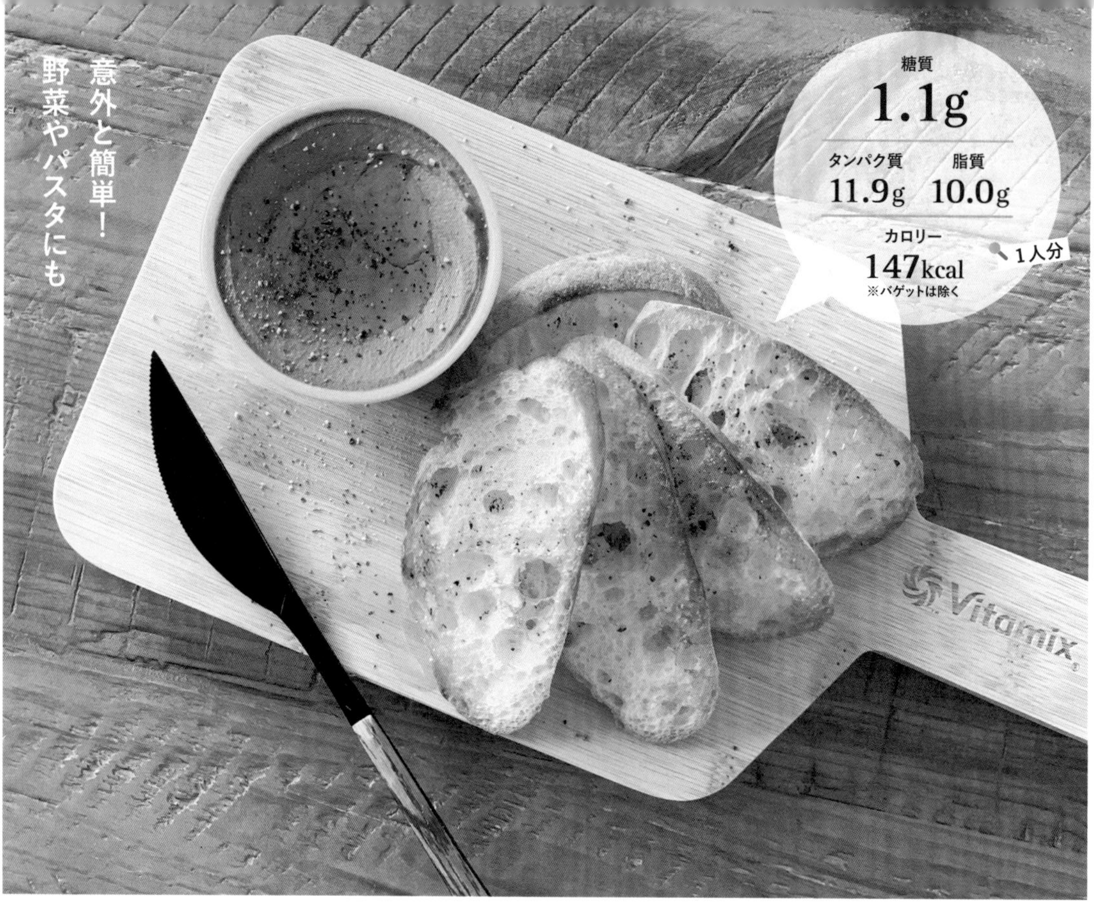

鶏レバーペースト

調理時間 30分

材料 **作りやすい分量（4人分）**

鶏レバー …… 250g
玉ねぎ（スライス） …… 1/4個分
塩 …… 小さじ1/2
黒こしょう …… 好みに応じて
オリーブオイル …… 大さじ2と2/3
バゲット …… 適量

作り方

❶ レバーは筋を包丁で取り除き、一口大に切り、血のかたまりを手で取り除く。ボウルに水を入れ、15分ほど浸して臭みを取る。
❷ ❶のレバーを流水で洗い流し、キッチンペーパーで水気を拭き取る。
❸ フライパンを熱し、オリーブオイル大さじ2/3をひき、❷のレバー、玉ねぎを入れて、塩、黒こしょうをふり、中火で焼く。焼き色がついたら裏返し、同様に焼く。
❹ ❸とオリーブオイル大さじ2をミキサーなどで攪拌し、ペーストにする。
❺ 器に盛り付け、バゲットを添え、黒こしょう（分量外）とオリーブオイル（分量外）をかける。

POINT

ペーストにするときは、バーミックスなどを使用するのがおすすめです。

PART 3

やっぱり欠かせない

ご飯、麺、パン

ダイエットの目の敵にされがちな主食たち。食べたい気持ちを我慢してばかりではストレスが溜まって、それが爆発し、リバウンドの原因にも。モリモリ食べられて大満足する、ファットアダプトに最適な主食を紹介します。

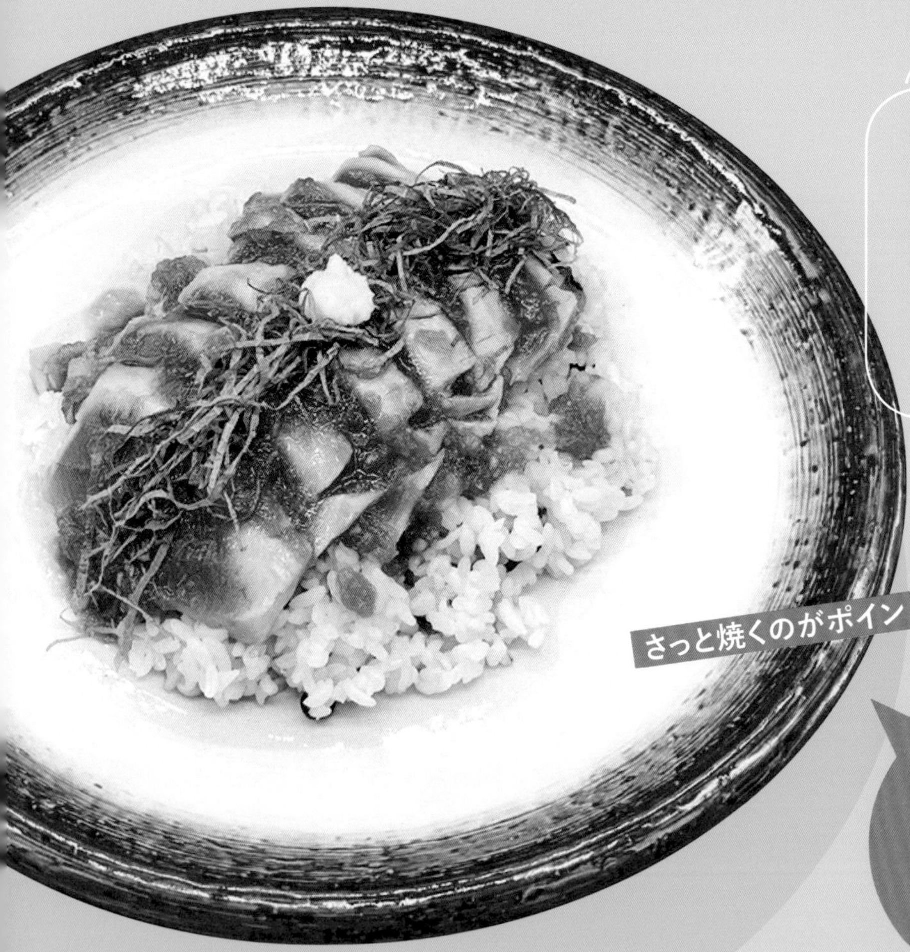

さっと焼くのがポイント

POINT

濃い味付けの好きな人は、まぐろを切ってから合わせだれに漬けておくと、より味が染み込みます。まぐろのレアステーキは片面5〜10秒でさっと加熱するのがおすすめです。

糖質 42.1g 1人分

タンパク質 24.8g　脂質 6.2g

カロリー 346kcal

まぐろレアステーキご飯

材料　2人分

まぐろ（さく） …… 160g
へるしごはん（低糖質ご飯） …… 300g
塩昆布 …… 少々
塩 …… 少々
オリーブオイル …… 小さじ2

●**合わせだれ**

にんにく（すりおろす） …… 小さじ1
しょうが（すりおろす） …… 小さじ1
玉ねぎ（すりおろす） …… 1/4個分
醤油 …… 大さじ1
すし酢 …… 大さじ2

●**トッピング**

大葉（せん切り） …… 2枚分
しょうが（すりおろす） …… 好みに応じて

作り方

❶ 耐熱容器に合わせだれの材料を入れて混ぜ合わせ、ラップをかけて電子レンジ500Wで2〜3分加熱する。
❷ まぐろに塩をふり、オリーブオイルを塗る。
❸ フライパンを熱し、❷のまぐろをさっと焼く。
❹ へるしごはんに塩昆布を入れて混ぜ合わせる。
❺ 器に❹のごはんを盛り付け、❸のまぐろをのせ、合わせだれをかけ、大葉と好みに応じてしょうがをのせる。

調理時間 30分

照り焼きサーモンのビビンバ丼

材料　2人分

サーモン（切り身）……2切れ（280g）
卵黄……2個分
白菜キムチ……60g
へるしごはん（低糖質ご飯）……300g
ごま油……小さじ2
醤油……大さじ2
みりん……大さじ2
片栗粉……大さじ2

●ほうれん草ナムル
ほうれん草（ゆでたものを3〜4㎝幅に切る）……60g
塩……少々
白ごま……少々
ごま油……小さじ2

●もやしナムル
もやし（ゆでる）……100g
塩……少々
白ごま……少々
ごま油……小さじ2

●にんじんナムル
にんじん（せん切り）……40g
塩……少々
白ごま……少々
ごま油……小さじ2

●トッピング
刻み海苔……好みに応じて

作り方

❶ ボウルにほうれん草ナムルの材料を入れ、よく混ぜ合わせる。
❷ 別のボウルにもやしナムルの材料を入れ、よく混ぜ合わせる。
❸ 別のボウルににんじんと塩を入れて揉み込み、手でギュッとしぼって水気をきる。白ごまとごま油を加えて混ぜ合わせ、にんじんナムルを作る。
❹ 1切れを4等分に切ったサーモンの水気をキッチンペーパーで拭き取り、片栗粉をまぶす。
❺ フライパンにごま油をひいて熱し、❹のサーモンを両面カリッと焼き、醤油とみりんを入れて煮からめる。
❻ 器にへるしごはんを盛り付け、サーモン、各ナムル、キムチ、卵黄、好みに応じて刻み海苔をのせる。

3大栄養素を盛り込んだ
スタミナ丼

糖質 51.2g　1人分
タンパク質 45.5g　脂質 51.7g
カロリー 927kcal

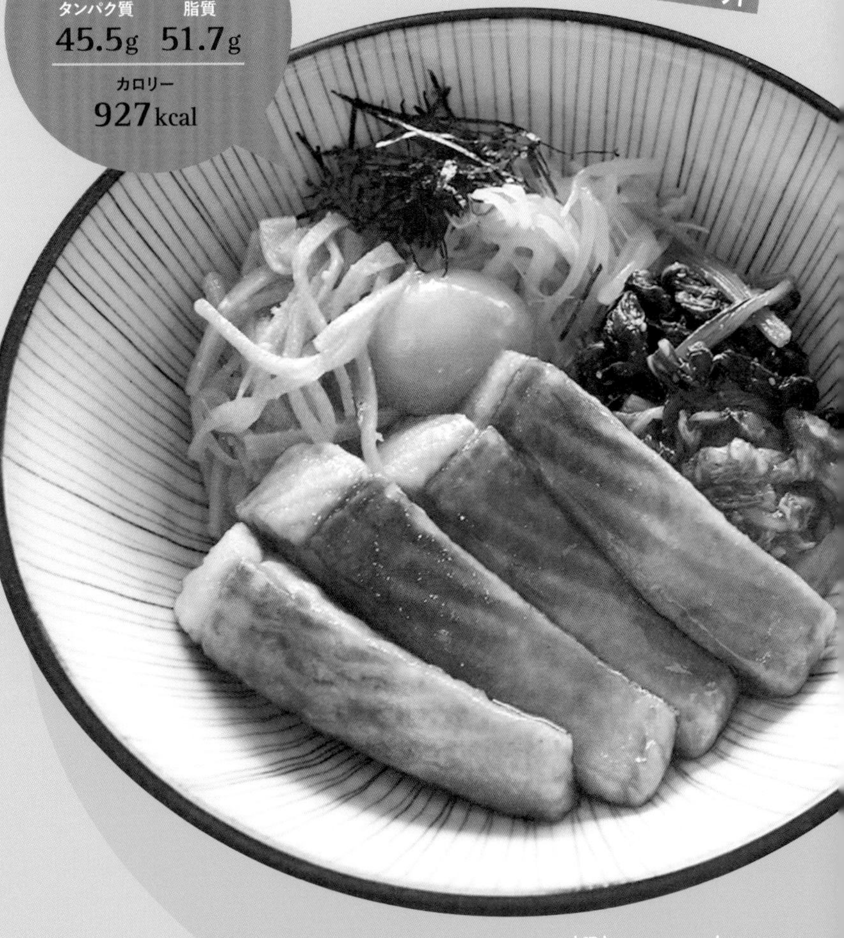

POINT
ナムルは一度に多めに作ると、副菜やお弁当のおかずにできて便利です。

調理時間 30分

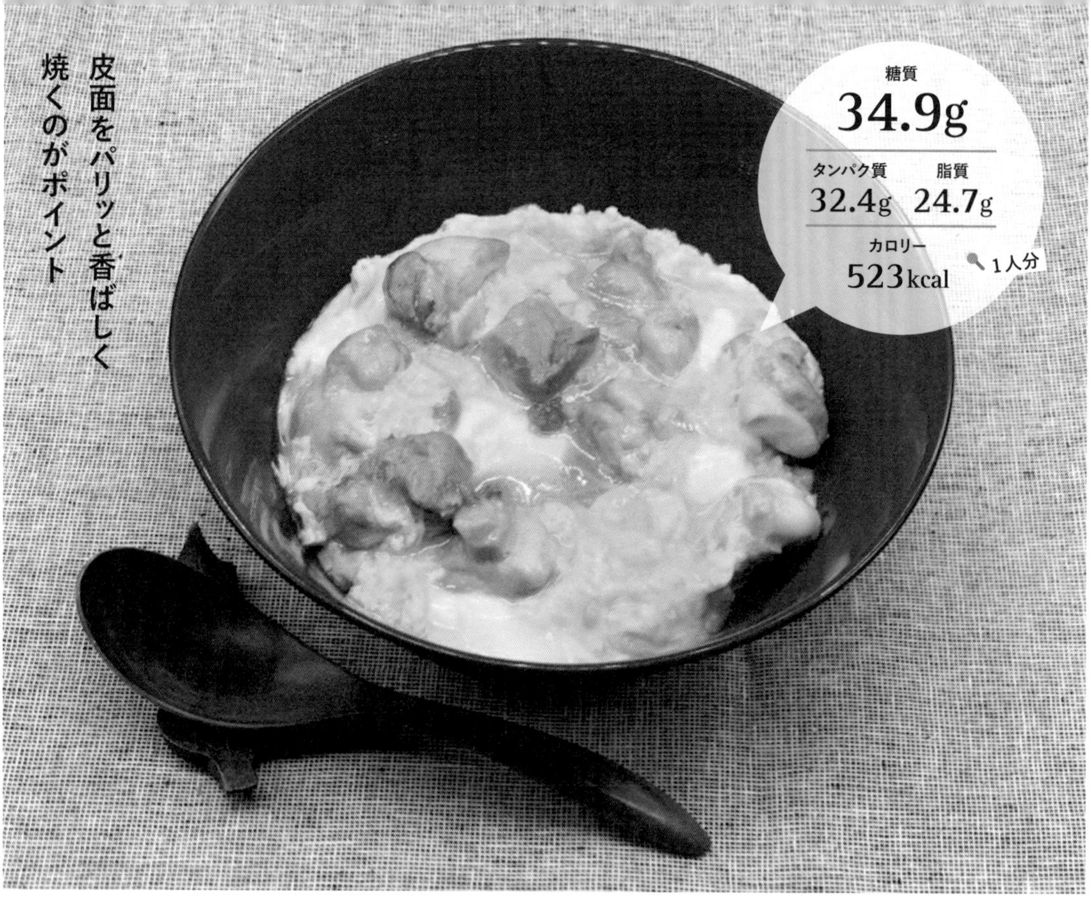

塩親子丼

調理時間 15分

材料 **2人分**

鶏もも肉 …… 200g
溶き卵 …… 4個分
へるしごはん（低糖質ご飯） …… 300g
かつおだし …… 1カップ
白だし …… 小さじ2
塩 …… 少々
ラカントS …… 小さじ1
柚子こしょう …… 好みに応じて

作り方

❶ 鶏肉は筋を包丁で取り除き、一口大に切ってボウルに入れ、塩とラカントSを加えて下味をつける。

❷ フライパンを熱し、❶の鶏肉を皮目から弱火で焼く。余分な脂はキッチンペーパーで拭き取る。

❸ 皮がパリッと焼け、火が通ったら、かつおだしと白だしを入れて蓋をし、3〜5分蒸し焼きにする。この間に器にへるしごはんを盛り付けておく。

❹ 中火にし、溶き卵を2回に分けて入れる。半量を入れたら、蓋をせずに30秒ほど加熱。残りの溶き卵を入れて火を止め、蓋をして10秒ほど経ったらご飯の上に盛り付ける。好みに応じて柚子こしょうを添える。

POINT

白だしは醤油で代用できます。下味の塩は、鶏肉の重量に対して0.8%の量がおすすめです。

鶏レバーステーキ丼 自家製みそだれ

材料 **2人分**

鶏レバー …… 200g
へるしごはん（低糖質ご飯） …… 300g
ごま油 …… 小さじ2

●白髪ねぎあえ

長ねぎ …… 1/3本
白ごま …… 小さじ1
ごま油 …… 小さじ2

●自家製みそだれ

みそ …… 小さじ2
醤油 …… 小さじ2
ラカントS …… 小さじ2
穀物酢 …… 小さじ2

●トッピング

大葉（せん切り） …… 2枚

作り方

❶ 白髪ねぎあえのねぎは幅5㎝ほどのせん切りにする。ボウルに水を入れ、20〜30分さらし、ざるにあげて水気をきり、白ごまとごま油であえる。
❷ レバーは筋を包丁で取り除いて一口大に切り、血のかたまりを手で取り除く。ボウルに水を入れ、15分ほど浸して臭みを取る。
❸ ❷のレバーを流水で洗い流し、キッチンペーパーで水気を拭き取る。
❹ ボウルにみそだれの材料を入れ、混ぜ合わせる。
❺ フライパンを熱し、ごま油をひき、❸のレバーを両面に焼き色がつくまで焼き、❹のみそだれを入れて煮からめる。
❻ 器にへるしごはんを盛り付け、レバー、❶の白髪ねぎあえ、大葉をのせる。

POINT

レバーの焼き加減は、表面から少し血がにじんできたら焼き上がりのタイミングです。

調理時間 30分

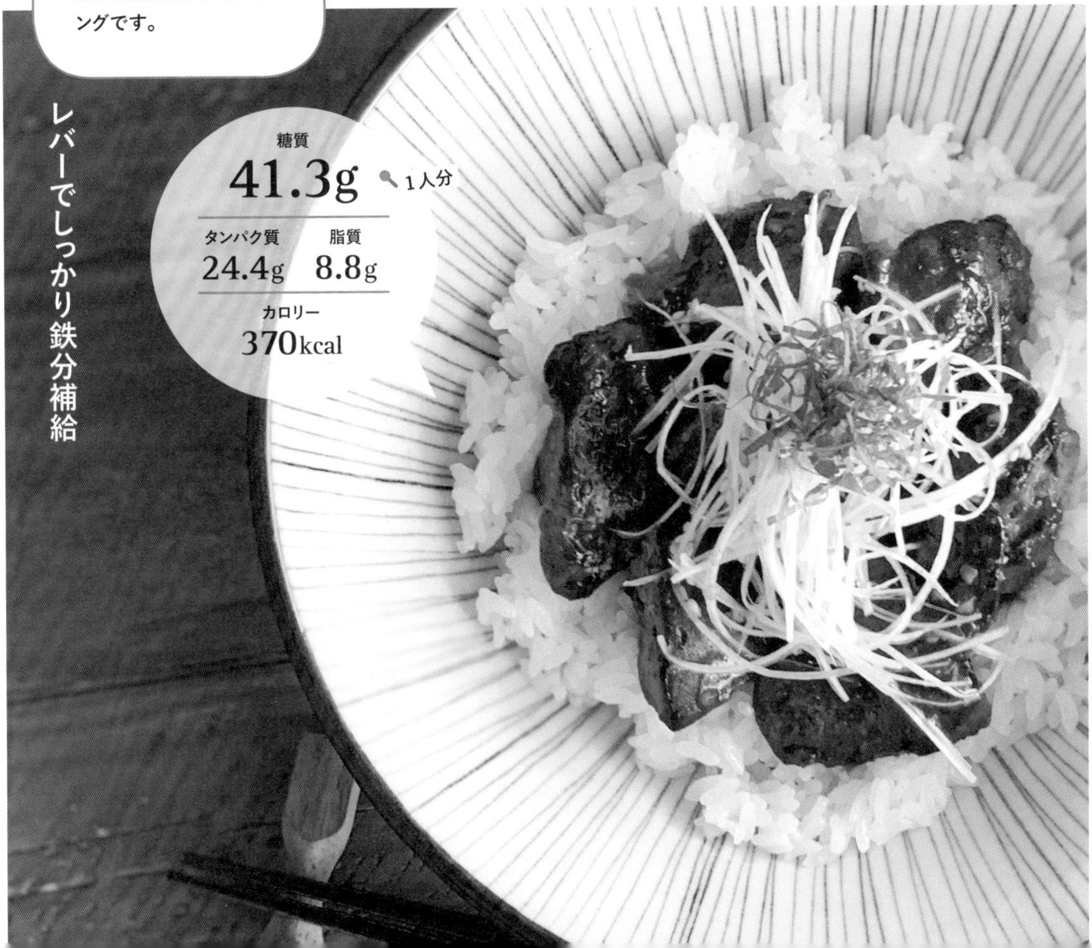

レバーでしっかり鉄分補給

糖質 **41.3g** 1人分
タンパク質 24.4g　脂質 8.8g
カロリー 370kcal

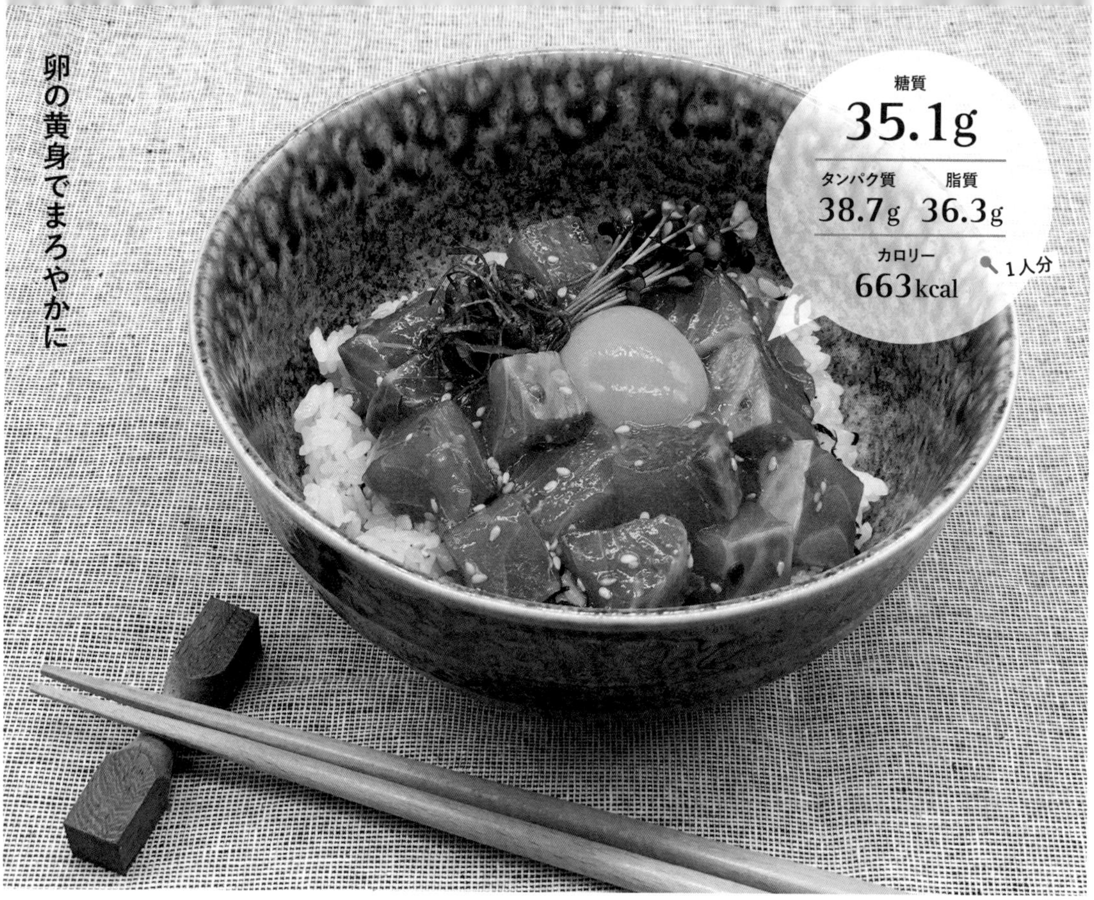

サーモンユッケ丼

調理時間 30分

材料 2人分

サーモン（刺身用） …… 300g
卵黄 …… 2個分
へるしごはん（低糖質ご飯） …… 300g

●合わせ調味料
醤油 …… 大さじ2
ラカントS …… 小さじ2
豆板醬 …… 小さじ1
白ごま …… 小さじ2
ごま油 …… 小さじ2
水 …… 小さじ2

●トッピング
大葉（せん切り） …… 2枚分
刻み海苔 …… 少々
カイワレダイコン …… 好みに応じて

作り方

❶ ボウルに合わせ調味料の材料を入れ、混ぜ合わせる。
❷ サーモンは水気をキッチンペーパーで拭き取り、2㎝角に切る。
❸ ❶のボウルに❷のサーモンを入れ、混ぜ合わせる。サーモンにラップが直接つくようにかけて、冷蔵庫で30分ほど寝かせ、味を染み込ませる。
❹ 器にへるしごはんを盛り付け、刻み海苔をちらし、❸のサーモンユッケを盛り付ける。卵黄、大葉、好みに応じてカイワレダイコンをのせる。

POINT

時短調理したい場合は、サーモンを1㎝角に切ると、味が染み込みやすくなります。

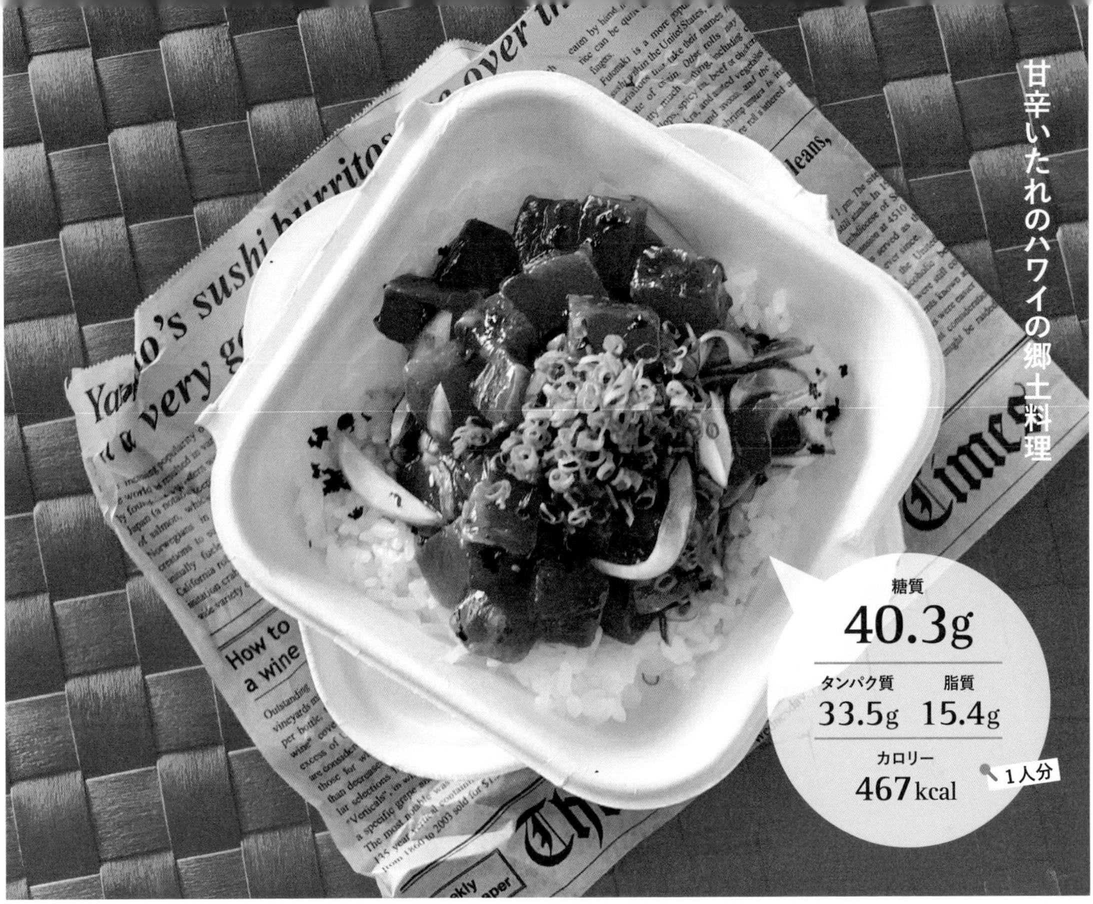

甘辛いたれのハワイの郷土料理

糖質 40.3g
タンパク質 33.5g 脂質 15.4g
カロリー 467kcal
1人分

アヒポキ丼

調理時間 30分

材料 2人分

まぐろ（赤身、さく）…… 300g
赤玉ねぎ（スライス）…… 1/2個分
へるしごはん（低糖質ご飯）…… 300g
●合わせだれ
しそわかめ …… 少々
醤油 …… 大さじ2
すし酢 …… 大さじ1
ごま油 …… 小さじ2
●トッピング
万能ねぎ（小口切り）…… 少々

作り方

❶ まぐろは一口大に切る。
❷ ボウルに❶のまぐろ、玉ねぎ、合わせだれの材料を入れ、混ぜ合わせる。まぐろにラップが直接つくようにかけ、冷蔵庫で15〜30分寝かせ、味を染み込ませる。
❸ 器にへるしごはんを盛り付け、❷のまぐろと玉ねぎをのせ、万能ねぎをのせる。

POINT

本場ハワイでは「オゴ」という海藻を使用しますが、代用品としてしそわかめを使用します。

ガパオライス

材料　**2人分**

鶏挽き肉 …… 200g
卵 …… 2個
玉ねぎ（みじん切り） …… 2/5個分
赤パプリカ（1㎝の角切り） …… 1個分
にんにく（みじん切り） …… 2片分
バジル（細かくちぎる） …… 少々
へるしごはん（低糖質ご飯） …… 300g
ごま油 …… 大さじ2
●合わせ調味料
　醤油 …… 小さじ1
　ラカントS …… 小さじ2
　豆板醤 …… 少々
　ナンプラー …… 大さじ1
●トッピング
　バジル …… 少々
　黒こしょう …… 少々

作り方

❶ ボウルに合わせ調味料の材料を入れ、混ぜ合わせる。
❷ フライパンを熱し、ごま油をひき、にんにくを弱火で薄いきつね色になるまで炒める。玉ねぎと赤パプリカを加え、中火で炒める。
❸ 野菜がしんなりしたら、鶏挽き肉を入れて炒める。❶の合わせ調味料とバジルを加え、全体になじませる。
❹ 別のフライパンで目玉焼きを作る。
❺ 器にへるしごはんを盛り付け、❸の挽き肉炒めと❹の目玉焼きをのせる。バジルをちらし、黒こしょうをふる。

POINT

バジルが旬を迎える夏の時期に作るのがおすすめです。

調理時間　30分

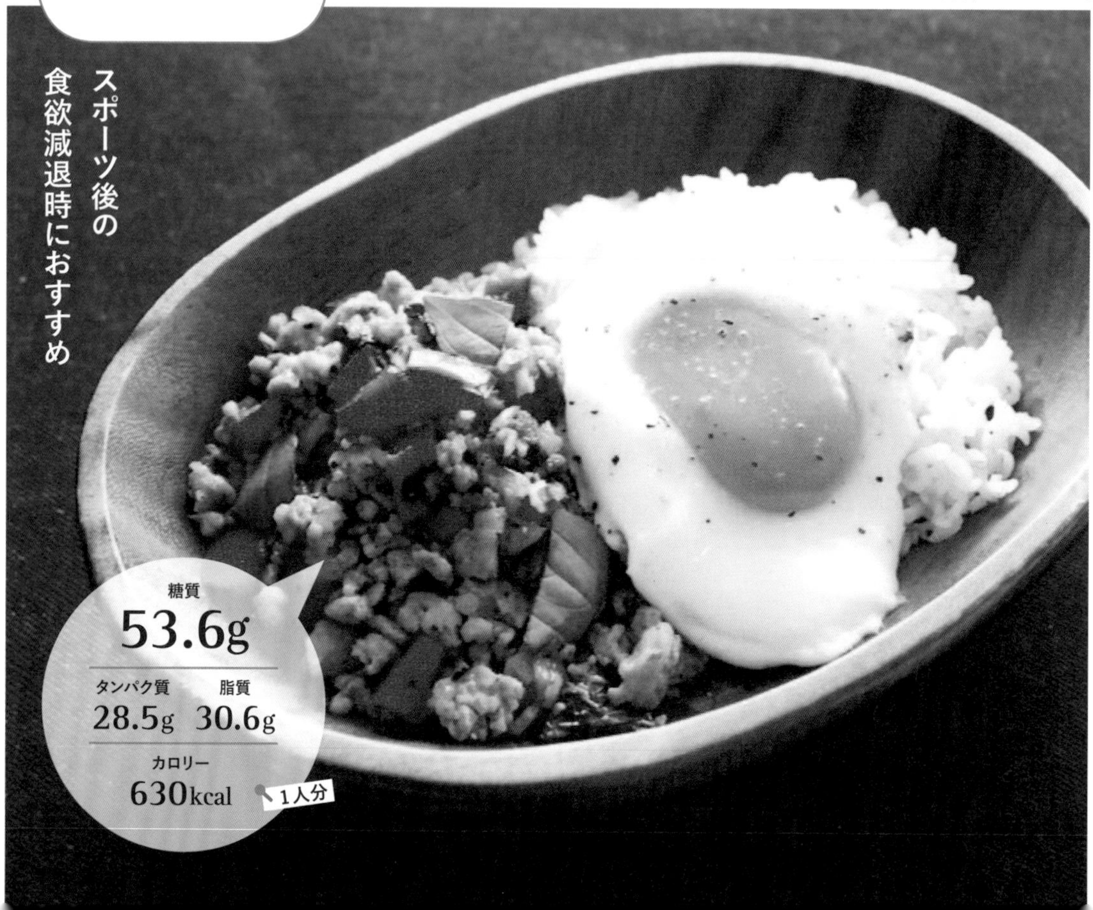

スポーツ後の
食欲減退時におすすめ

糖質
53.6g
タンパク質 28.5g　脂質 30.6g
カロリー
630kcal
1人分

グリーンカレー

材料　作りやすい分量（4人分）

鶏もも肉 …… 250g
むきえび …… 200g
なす（2㎝幅の輪切り） …… 4本分
赤パプリカ（くし形切り） …… 1個分
しめじ …… 186g
へるしごはん（低糖質ご飯） …… 600g
グリーンカレーペースト …… 50g
鶏がらスープ …… 200㎖
ココナッツミルク …… 400㎖
塩 …… 少々
黒こしょう …… 少々
ナンプラーまたは他の魚醤 …… 大さじ1
ラカントS …… 小さじ2
オリーブオイル …… 大さじ1
●トッピング
バジル …… 好みに応じて

作り方

❶ しめじは石づきを切り落として手でほぐす。
❷ えびは背ワタを取る。鶏肉は筋を包丁で取り除き、一口大に切ってボウルに入れ、塩と黒こしょうをふって下味をつける。
❸ フライパンを熱し、鶏肉を皮目から弱火で焼く。両面がきつね色になったら、取り出す。
❹ ❸のフライパンになすとパプリカを入れて焼く。しめじを加え、全体に火が回るようにかき混ぜ、取り出す。
❺ ❹のフライパンにオリーブオイルをひき、弱火にかける。温まったらカレーペーストを入れ、全体にさっと油をなじませる。
❻ ❺に鶏がらスープとココナッツミルクを入れ、弱火にかける。温まったら、❷のえび、❸の鶏肉、❹の野菜としめじを入れ、弱火のまま10分ほど煮込む。
❼ 仕上げにナンプラーとラカントSを入れ、味を調える。蓋をして余熱で味をなじませる。
❽ 器にへるしごはんと❼のカレーを盛り付け、好みに応じてバジルをのせる。

POINT

ココナッツミルクが苦手な人は、豆乳で代用できます。

調理時間 60分

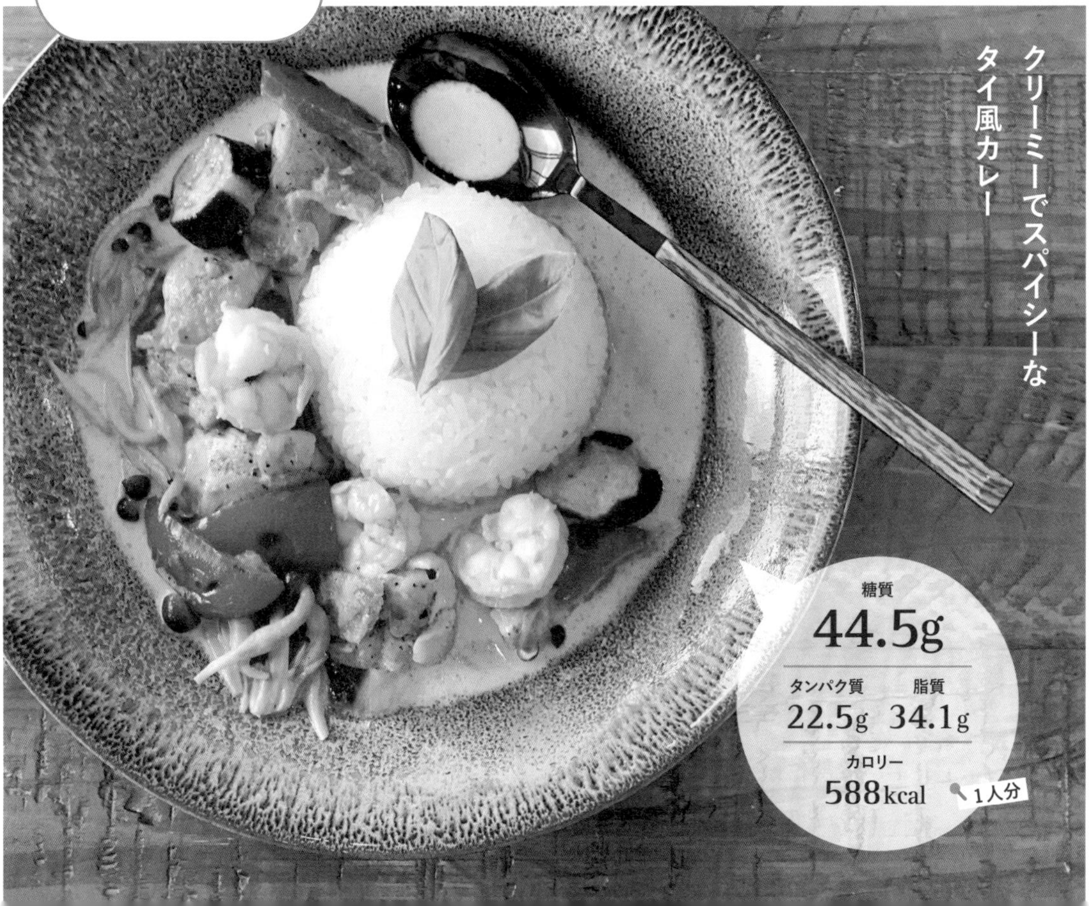

クリーミーでスパイシーなタイ風カレー

糖質 44.5g
タンパク質 22.5g　脂質 34.1g
カロリー 588kcal　1人分

たことパプリカのカレーライス

材料　**2人分**

蒸しだこ …… 150g
玉ねぎ（スライス） …… 1/2個分
パプリカ（赤、黄/くし形切り）
…… 各1/2個分
にんにく（みじん切り） …… 1片分
生クリーム（動物性） …… 100㎖
へるしごはん（低糖質ご飯） …… 300g
カレー粉 …… 小さじ1
トマトペースト …… 大さじ1
塩 …… 小さじ1/2
ラカントS …… 大さじ1/2
オリーブオイル …… 大さじ1/2
●トッピング
パセリ（乾燥） …… 好みに応じて

作り方

❶ たこは2㎝角に切る。
❷ 鍋にオリーブオイルとにんにくを入れて熱し、にんにくが薄いきつね色になったら、たこ、玉ねぎ、パプリカ、塩の順に加え、中火で野菜がしんなりするまで炒める。
❸ カレー粉、トマトペースト、ラカントSを加え、全体になじませたら、生クリームを加える。弱火にしてとろみがつくまで10〜15分煮込む。
❹ 器にへるしごはんを盛り付け、❸のカレーをかける。好みに応じてパセリをちらす。

POINT
生クリームは豆乳で代用できます。

調理時間 30分

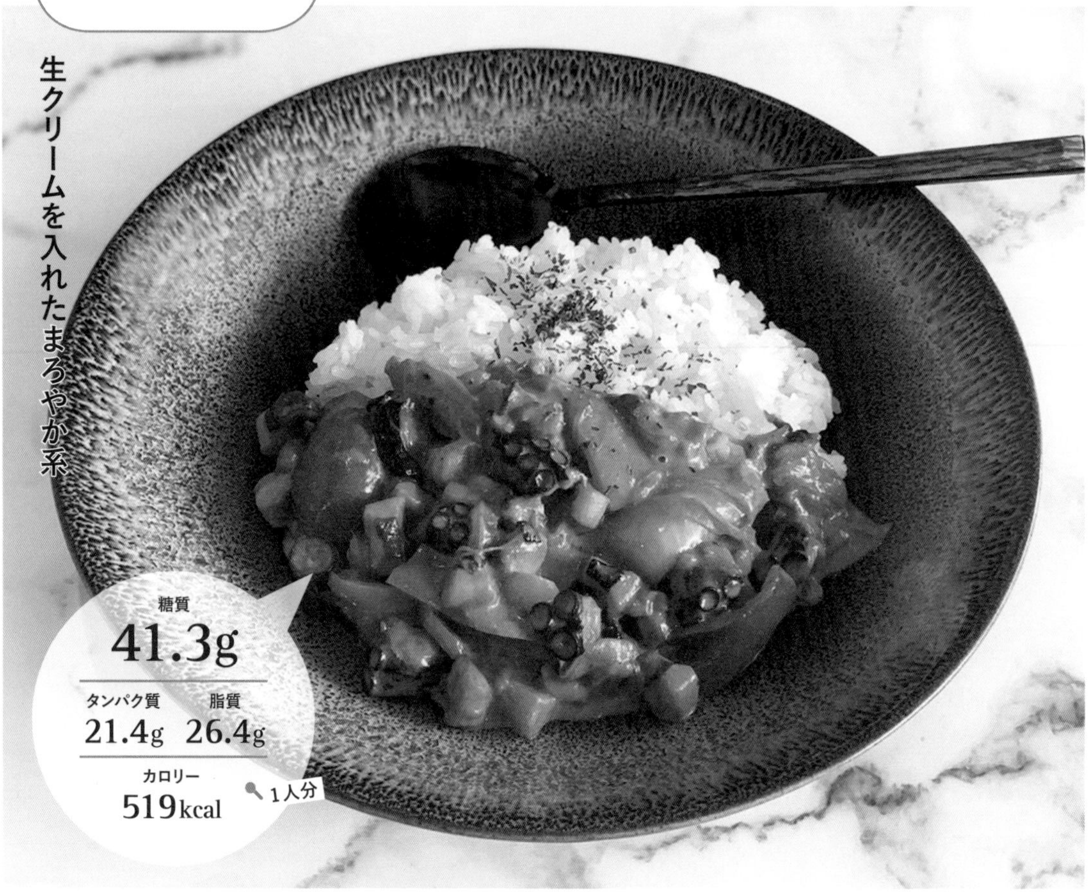

生クリームを入れたまろやか系

糖質 41.3g
タンパク質 21.4g　脂質 26.4g
カロリー 519kcal
1人分

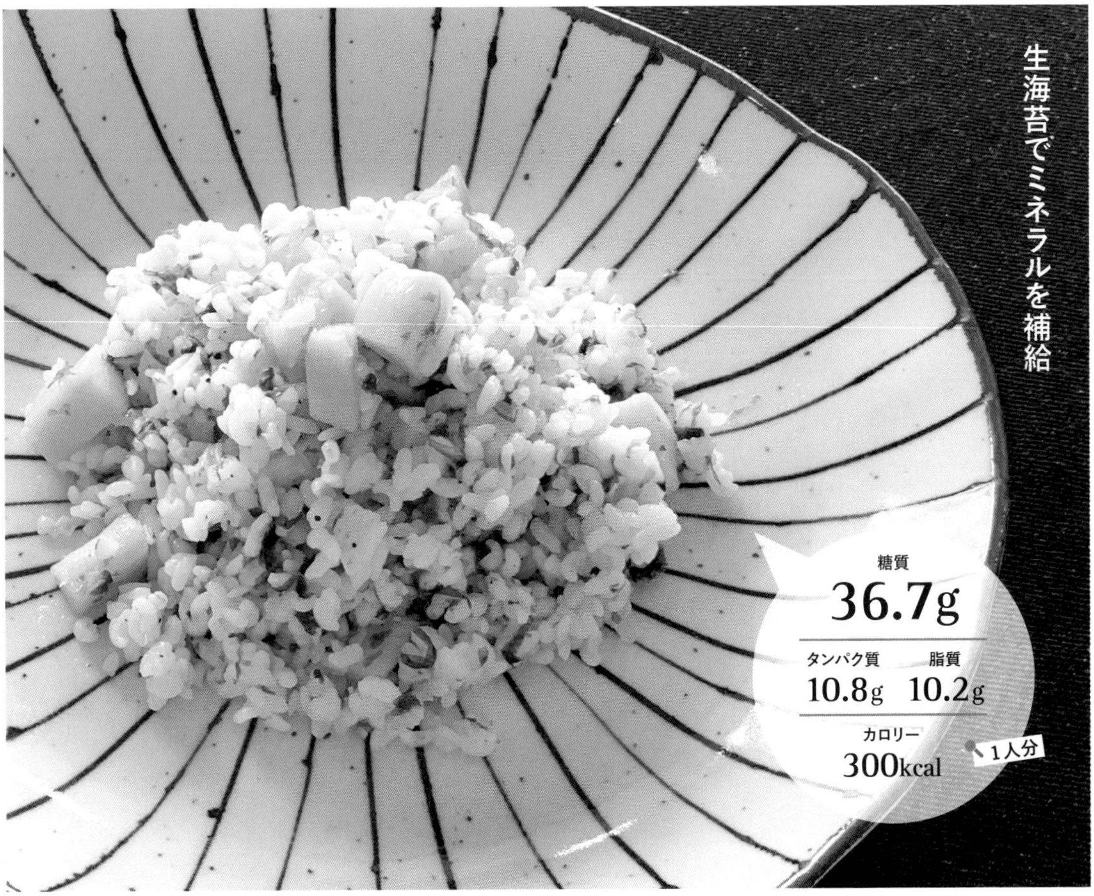

調理時間 15分

帆立と生海苔の ガーリックバターライス

材料 **2人分**

帆立 …… 160g
にんにく(みじん切り) …… 2片分
生海苔 …… 大さじ2
へるしごはん(低糖質ご飯) …… 300g
塩 …… 少々
黒こしょう …… 少々
有塩バター …… 大さじ2

作り方

❶ 帆立は1㎝角に切る。
❷ フライパンにバターとにんにくを入れて熱し、にんにくが薄いきつね色になったら、❶の帆立と塩を加えて炒める。
❸ へるしごはんを加え、全体に油がなじむように中火で手早く炒める。
❹ 生海苔を加えて黒こしょうをふり、全体になじんだら、器に盛り付ける。

POINT

生海苔がなければ、あおさ海苔で代用してください。

さば飯

材料　2人分

さば（三枚おろし）……150g（可食部）
へるしごはん（低糖質ご飯）……300g
塩……少々
ごま油……大さじ1/2
●合わせ酢
　しょうが（すりおろし）……小さじ1
　醤油……大さじ2
　すし酢……大さじ2
　白ごま……小さじ1
　ごま油……大さじ1
●トッピング
　大葉（せん切り）……2枚分
　白ごま……少々

作り方

❶ ボウルに合わせ酢の材料を入れ、混ぜ合わせる。
❷ さばは皮目に斜めの切り目を入れ、4等分に切る。
❸ フライパンを熱し、ごま油をひき、❷のさばを皮目から中火で焼く。塩をふり、余分な脂はキッチンペーパーで拭き取る。皮に焼き色がついたら裏返して焼き、バットに移す。
❹ ❶のボウルにへるしごはんと❸の焼きさばを2切れ入れてほぐしながら混ぜ合わせる。
❺ 器に❹のさば飯を盛り付け、残りの焼きさばをのせる。大葉をのせ、白ごまをちらす。

糖質
40.4g
タンパク質 20.2g　**脂質** 25.7g
カロリー 507kcal
1人分

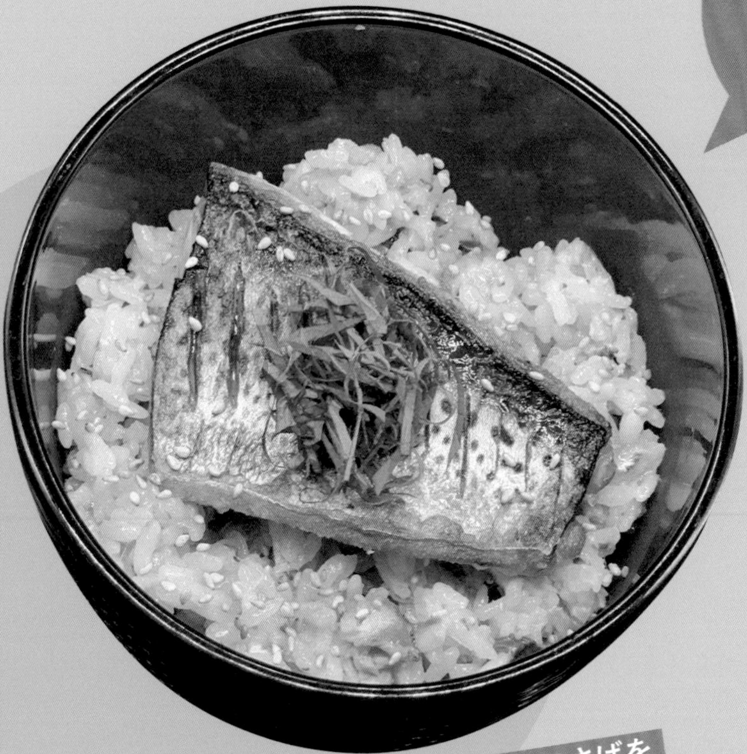

良質な脂質たっぷりのさばを
ふんだんに使って

POINT
焼きさばはガスバーナーなどで炙ると、よりおいしくなります。

調理時間 30分

たこ飯

材料 作りやすい分量（4人分）

蒸しだこ …… 150g
塩昆布 …… 4g
米 …… 2合
醤油 …… 大さじ1
かつおだし …… 330mℓ
● トッピング
しょうが（せん切り） …… 好みに応じて
大葉（せん切り） …… 好みに応じて

作り方

❶ 米はといでざるにあげ、水気をきる。
❷ たこは1cm角に切る。
❸ 炊飯釜に❶の米、❷のたこ、塩昆布、醤油、かつおだしを入れ、15分ほどおいてから炊飯スイッチを押す。
❹ 炊き上がったら全体を混ぜ合わせ、炊飯器の中で蒸らし、器に盛り付ける。好みに応じて、しょうがをちらし、大葉をのせる。

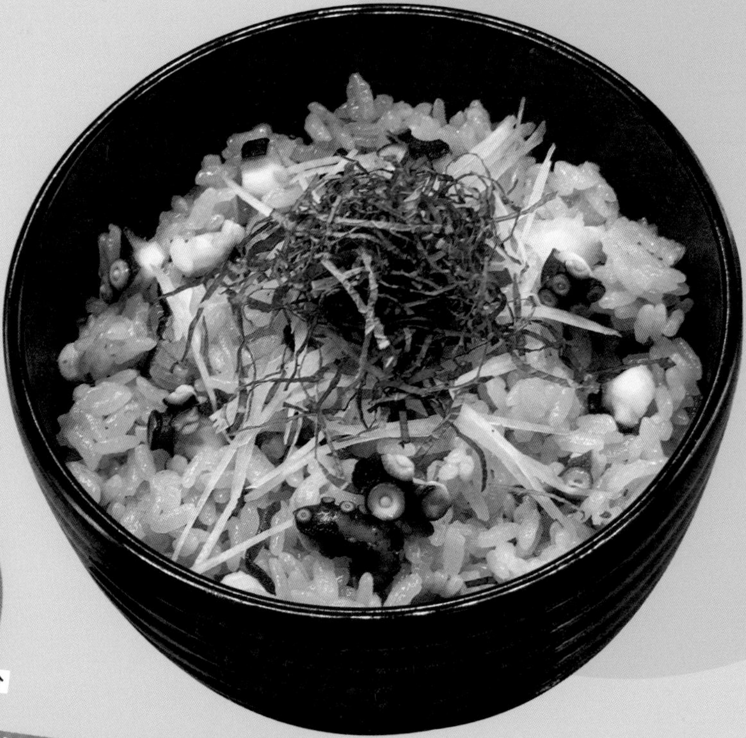

糖質
62.8g
タンパク質 12.6g　脂質 0.9g
カロリー 308kcal
1人分

たこのうまみを吸い込んだ
炊き込みご飯

POINT
たこを小さくカットすることで、食感とうまみが引き立ちます。

調理時間 30分

仕上げにオリーブオイルをかけて

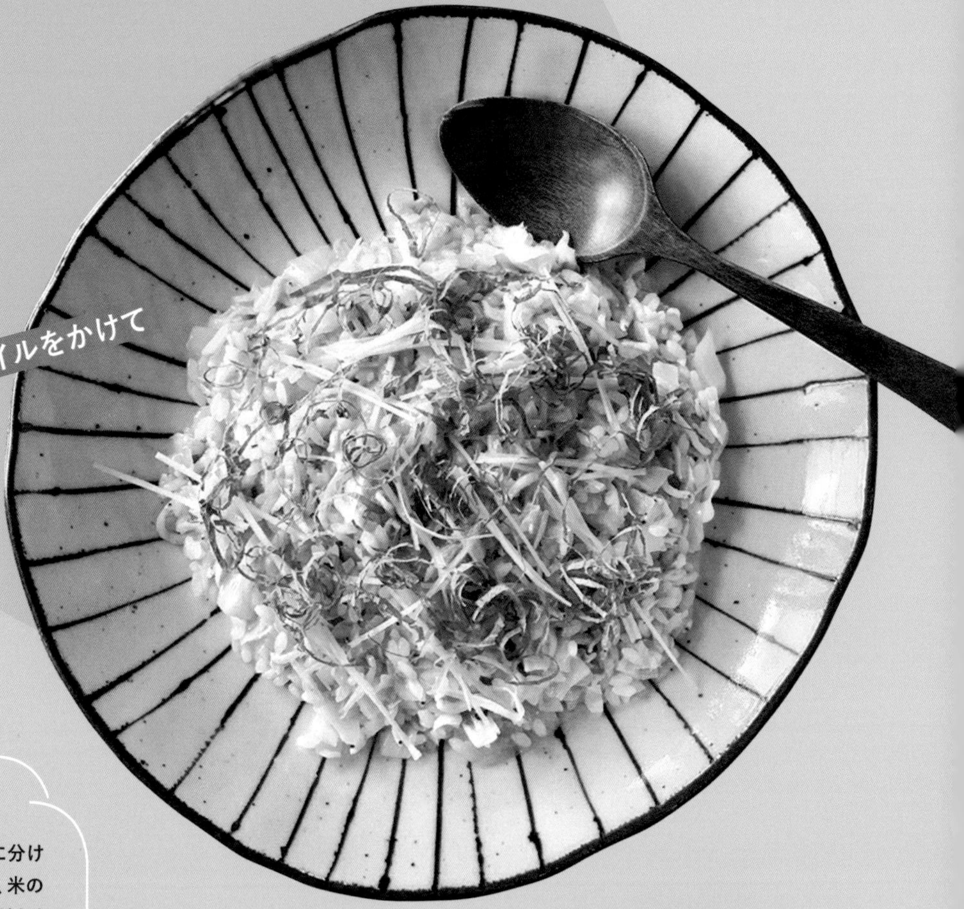

POINT

かつおだしを4回に分けて入れることにより、米の炊き上がりの状態がよくなります。

糖質 1人分
46.3g
タンパク質 15.7g
脂質 19.3g
カロリー 430kcal

しらすとキャベツの和風リゾット

材料 2人分

釜揚げしらす …… 80g
長ねぎ（1㎝幅に切る）…… 1/2本分
キャベツ（1㎝四方に切る）…… 1/4個分
米 …… 2/3合
梅干し …… 2個
かつおだし …… 5カップ
麺つゆ（3倍濃縮） …… 小さじ2
オリーブオイル …… 大さじ2

●仕上げ用
オリーブオイル …… 大さじ1

●トッピング
しょうが（せん切り）…… 好みに応じて
大葉（せん切り）…… 好みに応じて

作り方

❶ 梅干しは種を取り除き、包丁で叩いて細かくする。
❷ フライパンを熱し、オリーブオイルをひき、ねぎを弱火で炒める。色づいてきたら、キャベツとしらす半量を入れ、混ぜ合わせる。
❸ 米を加え、全体に油がなじむように混ぜ合わせる。強火にし、かつおだしを4回に分けて入れて混ぜ合わせ、好みのかたさに仕上げる。
❹ 麺つゆ、残りのしらす、❶の梅干しを入れ、混ぜ合わせる。仕上げにオリーブオイルを入れてなじませる。
❺ 器に盛り付け、好みに応じてしょうがと大葉をちらす。

調理時間 30分

魚介のパエリア

材料　2人分

あさり（砂抜き済）……200g
魚介ミックス……300g
にんにく（粗みじん切り）……1片分
玉ねぎ（粗みじん切り）……1/2個分
トマト（1cmの角切り）……1個分
米……2/3合
塩……小さじ1
パプリカパウダー……小さじ1/2
オリーブオイル……大さじ2
水……2と1/4カップ
●トッピング
　イタリアンパセリ（みじん切り）……少々
　レモン（くし形切り）……1/4個分

作り方

❶ あさりは水洗いする。魚介ミックスは食べやすい大きさに切る。
❷ フライパンにオリーブオイルをひき、にんにく、玉ねぎ、塩を入れて強火でさっと炒め、トマトを加えてさらに炒める。
❸ ❶のあさりと魚介ミックスを加えて混ぜ合わせたら、水とパプリカパウダーを加えて強火で沸騰させ、米を入れる。
❹ 中火にし、蓋をして15分、弱火にして5分加熱する。火を止めて5分おき、余熱で米を蒸らす。
❺ ❹のフライパンを再び強火にかけ、おこげを作る。フライパンの底に箸をあてて引っかかりを感じたらおこげのできあがり。
❻ 火を止め、パセリをちらして、レモンを添える。

POINT

米は洗わずに使用し、火にかけているときはなるべく混ぜ合わせないようにします。パプリカパウダーはなくても問題ありません。

糖質
68.7g
タンパク質　**36.6g**
脂質　**15.0g**
カロリー　**570kcal**
1人分

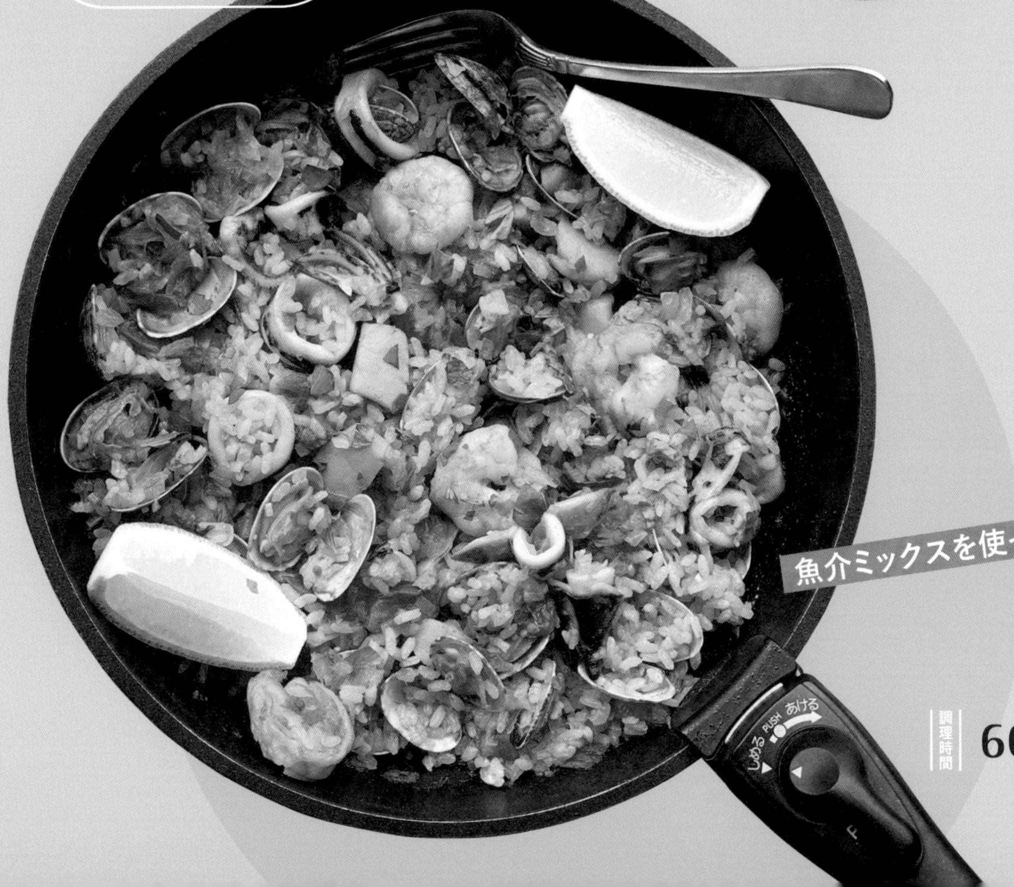

魚介ミックスを使って簡単に

調理時間 **60**分

フレッシュトマトと
バジルのペンネ

材料　**2人分**

ミニトマト（半分に切る）…… 40個分
にんにく（つぶす）…… 2片分
鷹の爪…… 好みに応じて
バジル…… 2枚
ペンネ…… 160g
トマトペースト…… 大さじ2
塩…… 少々
オリーブオイル…… 大さじ2
●仕上げ用
　オリーブオイル…… 適量
●トッピング
　バジル…… 好みに応じて

作り方

❶ フライパンにオリーブオイルをひき、にんにくと好みに応じて鷹の爪を弱火で炒める。にんにくが薄いきつね色になったら鷹の爪を取り出し、ちぎったバジルを入れる。
❷ 強火にし、ミニトマトと塩を入れて3〜5分加熱する。
❸ 弱火にし、トマトペーストを入れて3分ほど煮詰める。
❹ 大きめの鍋に水を入れて火にかけ、沸騰したら塩（湯量に対して1％、分量外）を入れ、ペンネを袋の表示時間どおりにゆでる。
❺ ❸のフライパンに❹のペンネを入れてからめ、仕上げにオリーブオイルを回しかけて、器に盛り付ける。好みに応じてバジルをのせる。

POINT

強火でトマトを加熱することで、水分が飛び、甘みが引き出されます。

調理時間　30分

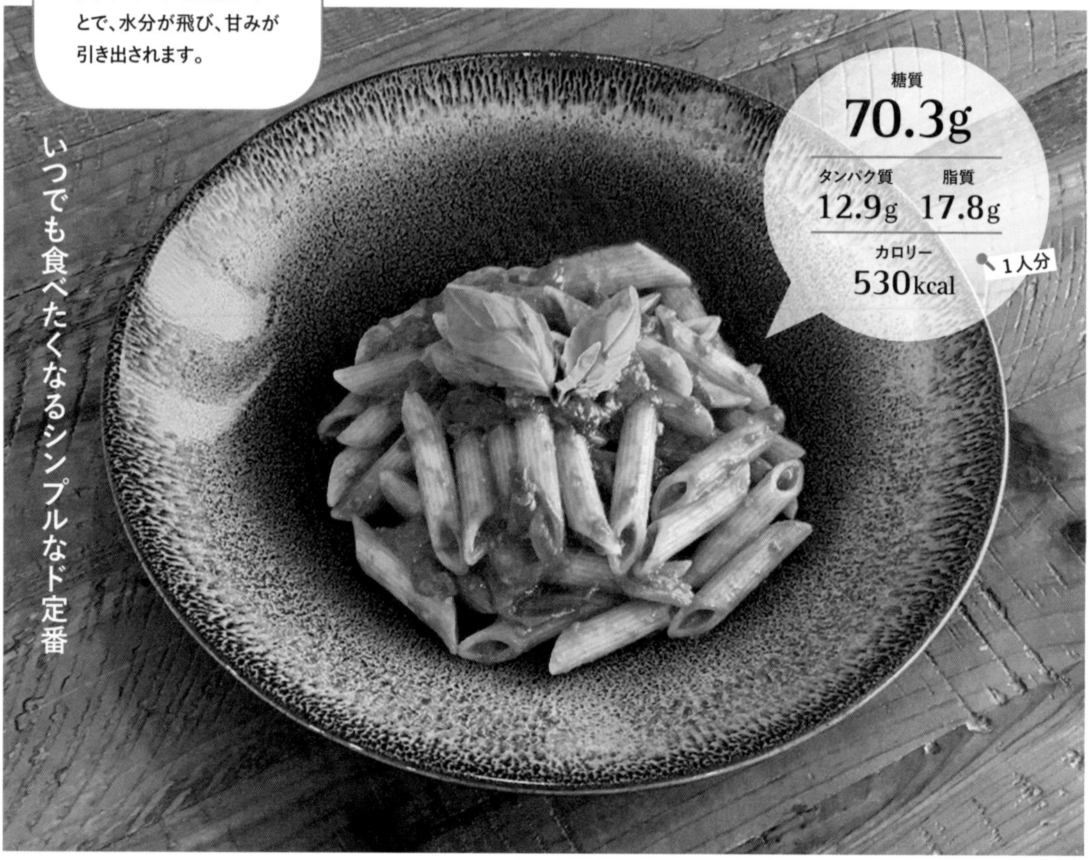

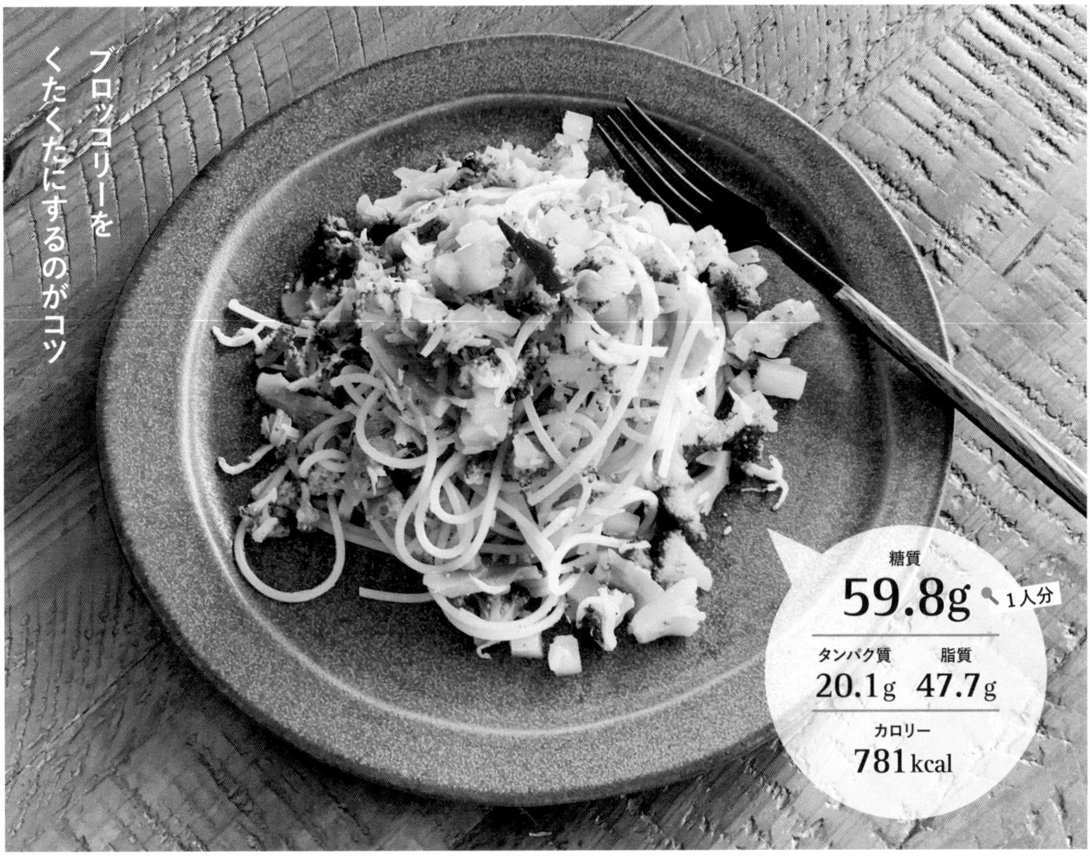

ブロッコリーペペロンチーノ

釜揚げしらすあえ

調理時間 15分

材料 **2人分**

アンチョビフィレ …… 2枚
釜揚げしらす …… 60g
ブロッコリー …… 1/2株
にんにく(みじん切り) …… 1片分
鷹の爪 …… 好みに応じて
スパゲティーニ …… 160g
オリーブオイル …… 大さじ3
●仕上げ用
オリーブオイル …… 大さじ1

POINT

ブロッコリーはトングなどでつぶすことで、ブロッコリー本来の甘みがパスタとからみやすくなります。

作り方

❶ ブロッコリーは小さめの房に切り分ける。茎は皮をむき、斜め薄切りにする。
❷ 大きめの鍋に水を入れて火にかけ、沸騰したら塩(湯量に対して1%、材料外)を入れる。
❸ フライパンにオリーブオイルをひき、にんにくと好みに応じて鷹の爪を入れ、弱火で炒める。にんにくが薄いきつね色になったら、アンチョビフィレを入れて崩しながら加熱する。
❹ ❷の鍋に❶のブロッコリーを入れて1分ほどゆで、ゆで汁は捨てないようにざるにあげて水気をきる。
❺ ❸のフライパンに❹のブロッコリーとゆで汁90㎖を入れて蓋をし、弱火でブロッコリーがくたくたになるまで煮込む。
❻ 弱火のまま、ブロッコリーをトングなどでつぶし、さらにゆで汁90㎖を加えてなじませる。
❼ ❹の鍋にスパゲティーニを入れ、袋の表示時間どおりにゆでる。
❽ ❻のフライパンに❼のスパゲティーニを入れ、しらすを加えて混ぜ合わせる。仕上げにオリーブオイルを回しかけて、器に盛り付ける。

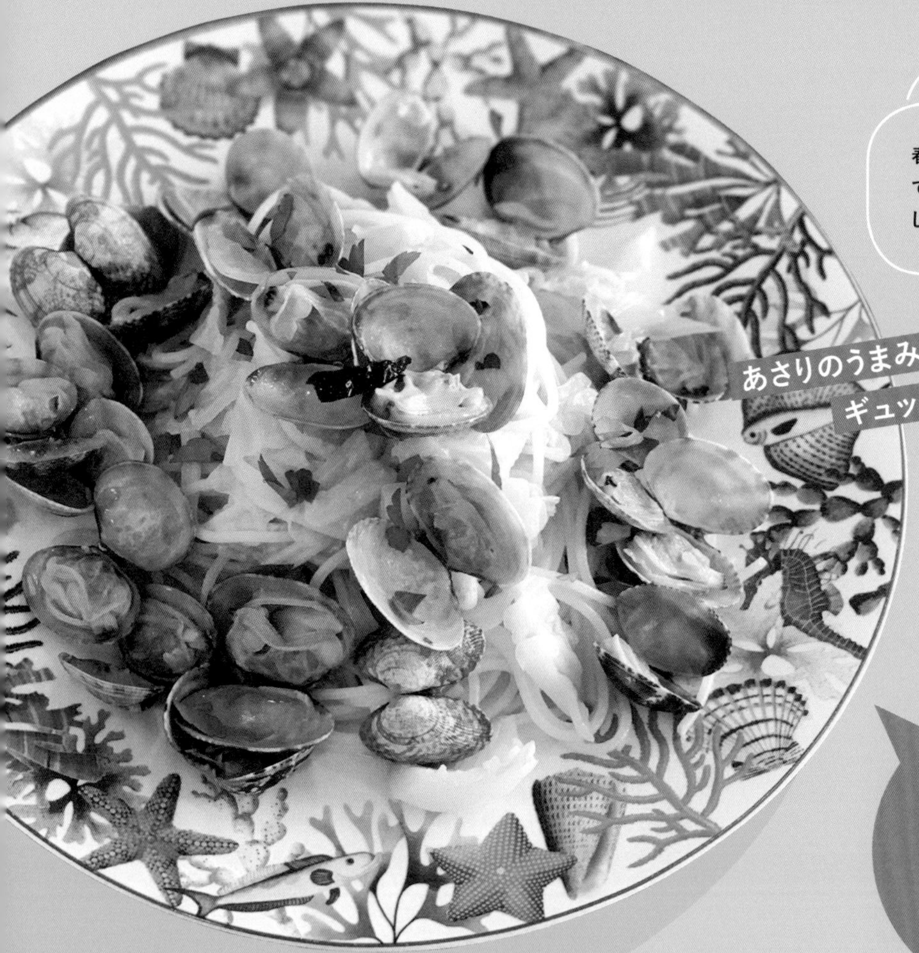

POINT

春キャベツは柔らかいので、芯の部分もスライスして使いましょう。

あさりのうまみが
ギュッと詰まったパスタ

糖質 1人分
61.0g

タンパク質 15.6g 脂質 18.0g

カロリー 493kcal

あさりと春キャベツのスパゲティーニ

材料 2人分

あさり（砂抜き済） …… 400g
春キャベツ（ざく切り） …… 1/4個分
にんにく（つぶす） …… 2片分
鷹の爪 …… 好みに応じて
スパゲティーニ …… 160g
オリーブオイル …… 大さじ2
●仕上げ用
オリーブオイル …… 適量
●トッピング
イタリアンパセリ
…… 好みに応じて

作り方

❶ あさりは水洗いする。
❷ 大きめの鍋に水を入れて火にかけ、沸騰したら塩（湯量に対して1%、材料外）を入れる。
❸ フライパンにオリーブオイルをひき、にんにくと好みに応じて鷹の爪を入れ、弱火で炒める。にんにくが薄いきつね色になったら鷹の爪とともに取り出し、中火にして、❶のあさりを入れる。
❹ フライパンをゆすりながらあさりに火を入れ、❷の湯90㎖を入れて蓋をし、3～5分加熱し、キャベツを加えてしばらく煮る。
❺ ❷の鍋にスパゲティーニを入れ、袋の表示どおりにゆでる。
❻ ❹のフライパンに❺のスパゲティーニを入れてからめ、仕上げにオリーブオイルを入れて乳化させる。
❼ 器に盛り付け、好みに応じてパセリをちらす。

調理時間 30分

POINT

炒めるときに玉ねぎとごぼうに塩をふることで、野菜のうまみと甘みがより引き立ちます。

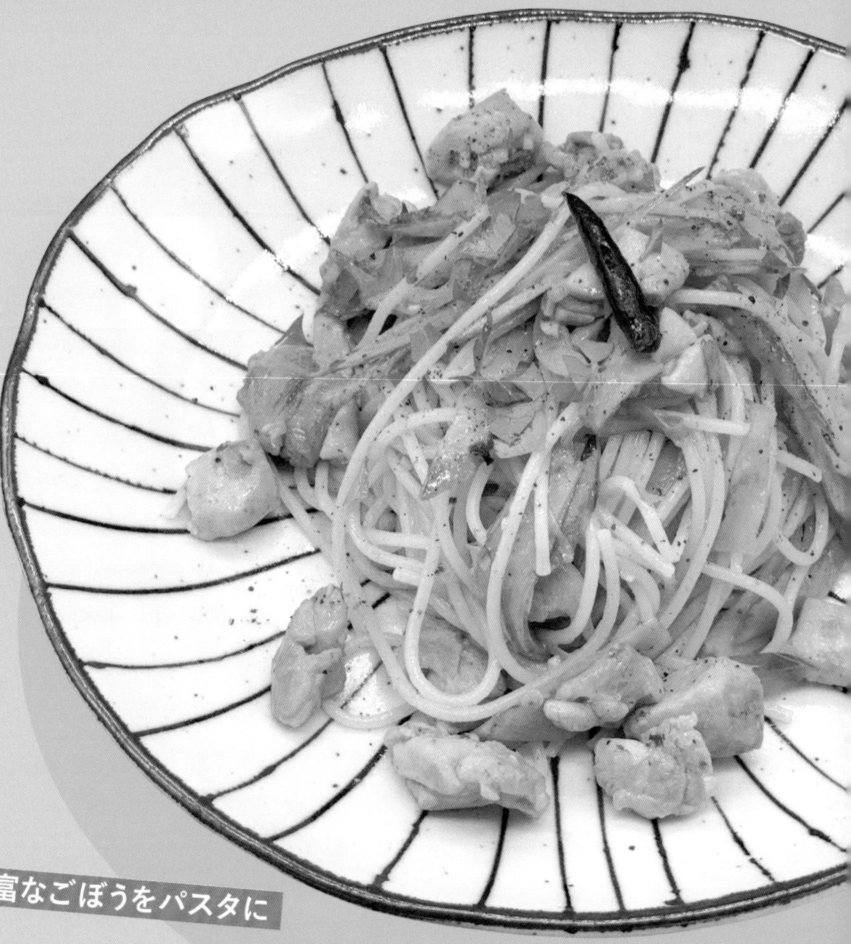

糖質
61.2g
タンパク質 22.4g
脂質 29.6g
カロリー 645kcal
1人分

食物繊維が豊富なごぼうをパスタに

鶏肉とごぼうのペペロンチーノスパゲティーニ

材料 2人分

鶏もも肉 …… 140g
玉ねぎ（スライス）…… 60g
ごぼう（斜め薄切り）…… 60g
にんにく（みじん切り）…… 6g
鷹の爪 …… 2本
スパゲティーニ …… 160g
塩 …… 少々
オリーブオイル …… 大さじ2
黒こしょう …… 少々
●仕上げ用
オリーブオイル …… 大さじ1
●トッピング
イタリアンパセリ（みじん切り）…… 少々

作り方

❶ スライスしたごぼうは水に3分ほどさらしてアクを取る。鶏肉は筋を包丁で取り除き、一口大に切る。
❷ 大きめの鍋に水を入れて火にかけ、沸騰したら塩（湯量に対して1%、分量外）を入れる。
❸ フライパンにオリーブオイルをひき、にんにくと鷹の爪を弱火で炒める。にんにくがきつね色になったら、❶の鶏肉とごぼう、玉ねぎ、塩を入れ、弱火のままじっくりと炒める。
❹ 玉ねぎとごぼうがしんなりしたら、❷の湯90㎖を入れて火を止め、蓋をする。
❺ ❷の鍋にスパゲティーニを入れ、袋の表示時間どおりにゆでる。
❻ ❹のフライパンに❺のスパゲティーニを入れてからめ、仕上げにオリーブオイルを入れて乳化させる。
❼ 器に盛り付け、パセリをちらし、黒こしょうをふる。

調理時間 30分

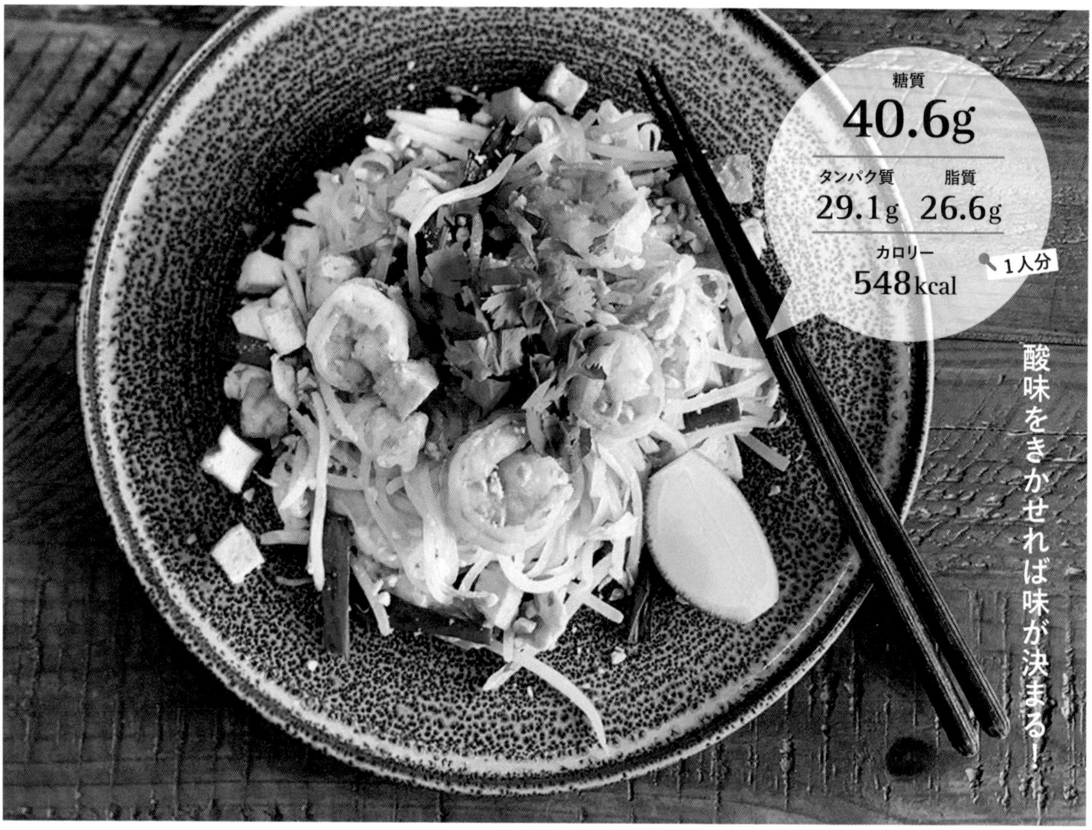

パッタイ風 タイ風焼きそば

調理時間 30分

材料 **2人分**

むきえび …… 10尾
溶き卵 …… 2個分
厚揚げ（1㎝の角切り） …… 75g
玉ねぎ（スライス） …… 1/3個分
もやし …… 2/3袋（130g）
にら（5㎝幅に切る） …… 2/5束分
米麺（乾燥） …… 120g
オリーブオイル …… 大さじ2

●合わせ調味料
ナンプラー …… 大さじ2
ラカントS …… 大さじ2
穀物酢 …… 大さじ2
梅干し …… 2個

●トッピング
ライム（くし形切り） …… 1/2個分
ピーナッツ（細かく砕く） …… 好みに応じて
パクチー …… 好みに応じて

作り方

❶ 米麺はぬるま湯に30〜40分浸してもどし、ざるにあげ、キッチンペーパーで水気を拭き取る。
❷ えびは背ワタを取り除く。
❸ 合わせ調味料の梅干しは種を取り除き、包丁で叩いて細かくする。
❹ ボウルに合わせ調味料の材料を入れ、混ぜ合わせる。
❺ フライパンにオリーブオイルをひき、玉ねぎを弱火で炒める。
❻ 強火にし、溶き卵を入れ、素早くかき混ぜる。❶の米麺、❷のえび、厚揚げ、❹の合わせ調味料を加え、水分を飛ばしながら強火のまま炒める。
❼ もやしとにらを加えてさっと炒める。
❽ 器に盛り付け、ライムを添える。好みに応じてピーナッツをちらし、パクチーをのせる。

POINT

米麺はぬるま湯でもどすことで、もっちりとした仕上がりになります。

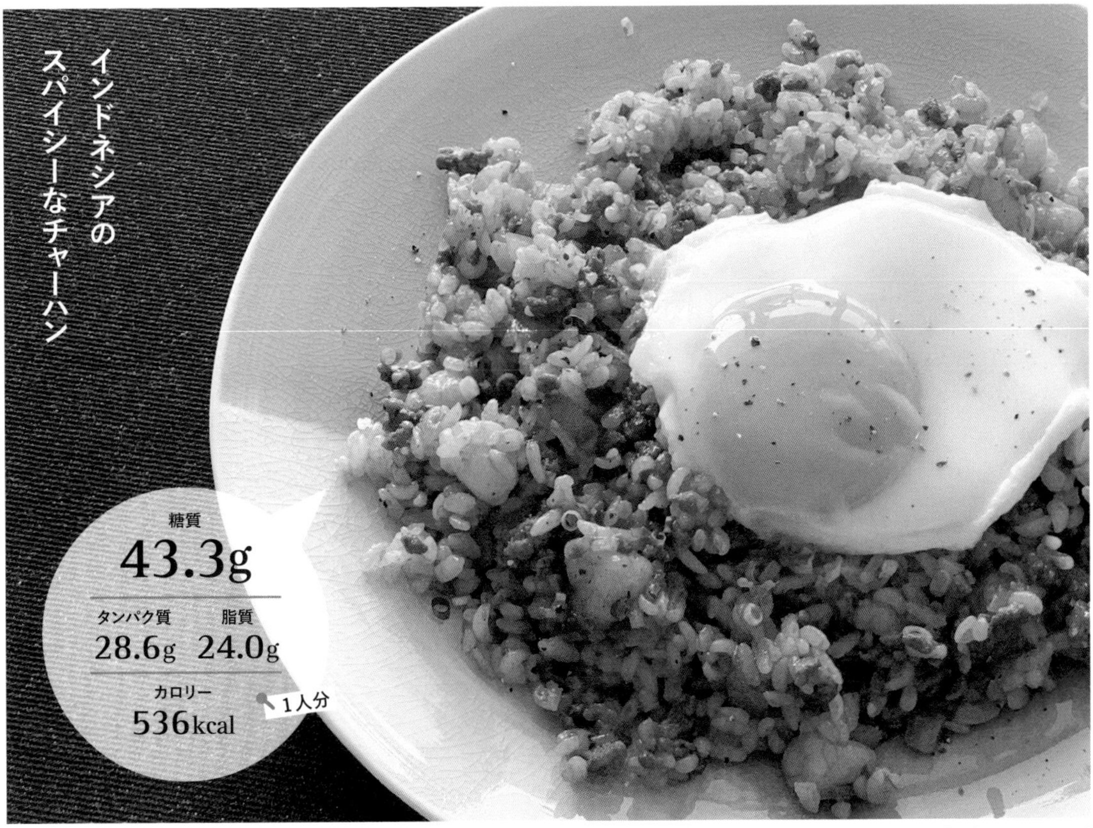

豚挽き肉とえびのナシゴレン

調理時間 30分

材料 2人分

- **豚挽き肉** …… 120g
- **むきえび** …… 12尾
- **卵** …… 2個
- **玉ねぎ（みじん切り）** …… 1/4個分
- **黄パプリカ（みじん切り）** …… 1個分
- **へるしごはん（低糖質ご飯）** …… 300g
- **塩** …… 好みに応じて
- **こしょう** …… 好みに応じて
- **オリーブオイル** …… 小さじ2
- **黒こしょう** …… 少々

●合わせ調味料

- **オイスターソース** …… 小さじ2
- **トマトペースト** …… 小さじ2
- **醤油** …… 小さじ2
- **コチュジャン** …… 小さじ2
- **タバスコ** …… 少々
- **ラカントS** …… 大さじ1
- **鶏がらスープ** …… 120㎖

●トッピング

- **万能ねぎ（小口切り）** …… 少々

作り方

❶ えびは背ワタを取り除き、ぶつ切りにする。

❷ ボウルに合わせ調味料の材料を入れ、混ぜ合わせる。

❸ フライパンを熱し、オリーブオイル小さじ1をひき、豚挽き肉、玉ねぎ、パプリカ、❶のえびを入れて中火で炒める。

❹ ❷の合わせ調味料を入れて一煮立ちさせたら、へるしごはんを加えて炒める。水分がなくなったら、好みに応じて塩とこしょうをふって軽く混ぜ合わせ、器に盛り付ける。

❺ 別のフライパンに残りのオリーブオイルをひき、目玉焼きを作って黒こしょうをふる。❹のごはんに万能ねぎをちらし、目玉焼きをのせる。

POINT

トマトペーストはチリソースで代用できます。

汁なし担々うどん

材料　**2人分**

うどん（乾燥）…… 160g
卵 …… 2個
●**豚そぼろ**
　豚挽き肉 …… 100g
　ラカントS …… 小さじ2
　みりん …… 小さじ2
　醤油 …… 小さじ2
●**白髪ねぎあえ**
　長ねぎ …… 1/3本
　ごま油 …… 小さじ2
　白ごま …… 小さじ1
●**合わせ調味料**
　醤油 …… 小さじ2
　穀物酢 …… 小さじ2
　白練りごま …… 大さじ1と1/3
　豆板醤 …… 小さじ1
　みそ …… 小さじ1
●**トッピング**
　カイワレダイコン …… 好みに応じて

作り方

❶ 白髪ねぎあえのねぎは幅5cmに切り、せん切りにする。ボウルに水を入れ、ねぎを入れて20〜30分さらし、ざるにあげて水気をきり、白ごまとごま油であえる。

❷ 豚そぼろを作る。フライパンを熱し、豚挽き肉を入れて中火で炒め、色が変わってきたら、余分な脂をキッチンペーパーで拭き取り、ラカントS、みりん、醤油を入れて炒め、器に移す。

❸ 温泉卵を作る。耐熱容器（ココットなど）2つに卵を1個ずつ割り入れて、水各30mℓ（材料外）を入れ、レンジ500Wで30〜40秒加熱する。耐熱容器のまま冷蔵庫で冷やす。

❹ ボウルに合わせ調味料の材料を入れ、混ぜ合わせる。

❺ うどんは沸騰した湯で袋の表示時間どおりにゆでる。ざるにあげ、流水でもみ洗いし、ぬめりを取り、水気をきる。

❻ ❺のうどんに❹の合わせ調味料をからめ、器に盛り付ける。❶の白髪ねぎあえ、❷の豚そぼろ、❸の温泉卵をのせる。好みに応じてカイワレダイコンをのせる。

POINT

うどんの水きりが不十分だと味のバランスに影響が出ます。ざるを使ってしっかりと水きりするようにしましょう。

調理時間　30分

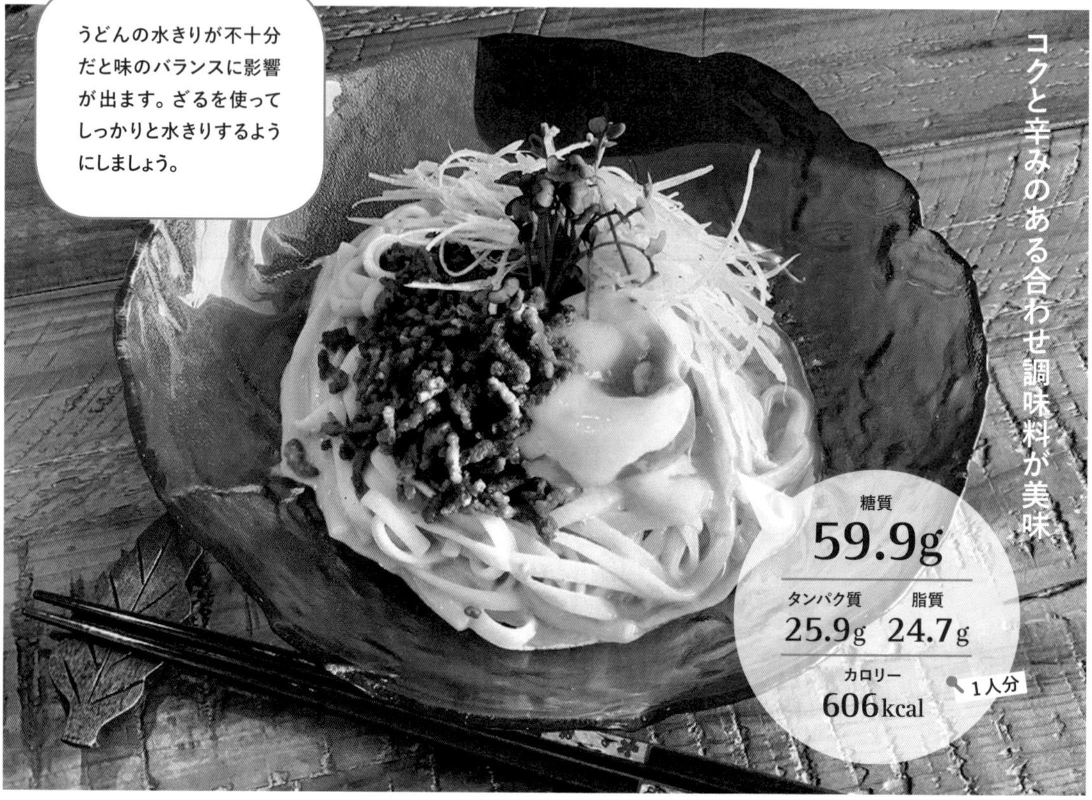

コクと辛みのある合わせ調味料が美味

糖質　59.9g
タンパク質　25.9g　脂質　24.7g
カロリー　606kcal
1人分

鶏南蛮そば

材料　作りやすい分量（4人分）

●鶏むね肉チャーシュー
- **鶏むね肉** …… 320g
- **醤油** …… 大さじ2
- **ラカントS** …… 大さじ1
- **みりん** …… 大さじ1
- **黒酢** …… 小さじ1
- **しょうが（スライス）** …… 1枚
- **にんにく** …… 1/2片

●盛り付け（1人分）
- **鶏むね肉チャーシュー** …… 80g
- **茶そば（乾麺）** …… 80g
- **長ねぎ（5㎝幅に切る）** …… 4本
- **麺つゆ（3倍濃縮）** …… 50㎖
- **水** …… 300㎖

●トッピング
- **刻み柚子** …… 好みに応じて
- **七味とうがらし** …… 好みに応じて

作り方

❶ 鶏むね肉チャーシューを作る。鶏肉は筋を包丁で取り除き、厚い部分にフォークを数箇所刺す。

❷ ❶の鶏肉と他の材料をジッパー付きポリ袋に入れる。空気を抜いて密閉状態にし、袋の口を閉じる。

❸ 低温調理器を使用する場合は、63℃で60～80分を目安とし、❷を入れて低温加熱調理する。炊飯器を使用する場合は、炊飯釜に沸騰直前の湯を入れてから❷を入れ、保温スイッチを押して1時間加熱調理する。

❹ ボウルに氷水を作り、❸を封を開けずに袋ごと冷やす。

❺ 鶏肉が冷えたら袋から出し、皮を取り除いて、薄切りにする。

❻ 鍋にねぎを入れ、両面に焼き色がつくまで弱火で焼き、麺つゆと水を加えて煮る。

❼ そばは沸騰した湯で袋の表示時間どおりにゆでる。ざるにあげ、流水でもみ洗いしてぬめりを取り、水気をきる。

❽ 器に❼のそばを盛り付け、❻のつゆをかけ、❺の鶏むね肉チャーシューと❻のねぎをのせる。好みに応じて刻み柚子をのせ、七味とうがらしをふる。

POINT

鶏むね肉チャーシューは冷蔵庫で一晩寝かせて味をなじませると、うまみが増します。

調理時間 35分

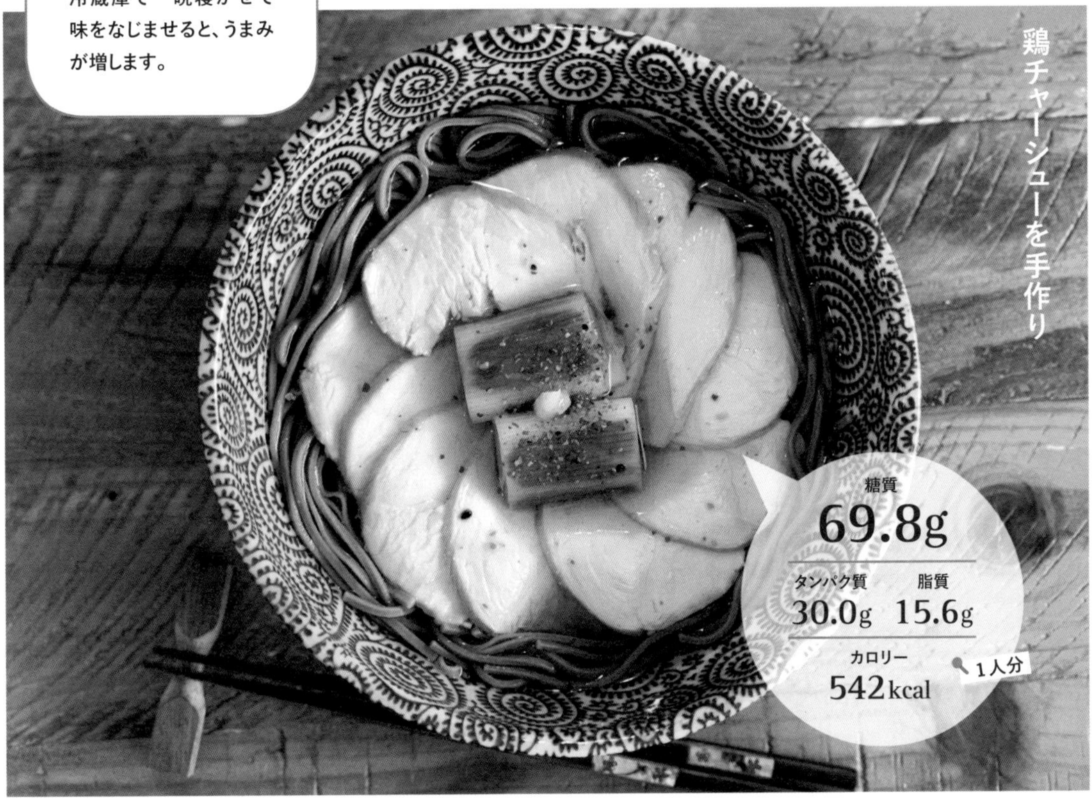

しらすとトマトの冷製そうめん

カッペリーニ風

材料 **2人分**

釜揚げしらす …… 60g
トマト（中玉） …… 2個
あおさ海苔（乾燥） …… 少々
そうめん …… 140g
麺つゆ（3倍濃縮） …… 大さじ1と1/3
オリーブオイル …… 大さじ2

POINT

あおさ海苔を入れることで風味が抜群によくなります。しらすは味見をして塩加減を確かめ、麺つゆの量を調節しましょう。

作り方

❶ トマトはヘタをくりぬき、反対側に十字に軽く切り込みを入れる。沸騰した湯と氷水を用意し、トマトを湯の中に5～10秒くぐらせてから氷水（後で使うので捨てない）につけ、皮を取り除いてキッチンペーパーで水気を拭き取る。種を取り除き、1㎝の角切りにする。

❷ ボウルに❶のトマト、麺つゆ半量、しらす、あおさ海苔を手で細かくちぎりながら入れる。

❸ そうめんは沸騰した湯で袋の表示時間どおりにゆでる。ざるにあげ、流水でもみ洗いし、ぬめりを取る。❶の氷水につけて冷やしたら、水気をきる。

❹ ❷のボウルに❸のそうめん、残りの麺つゆ、オリーブオイルを入れて混ぜ合わせ、器に盛り付ける。

調理時間 **30分**

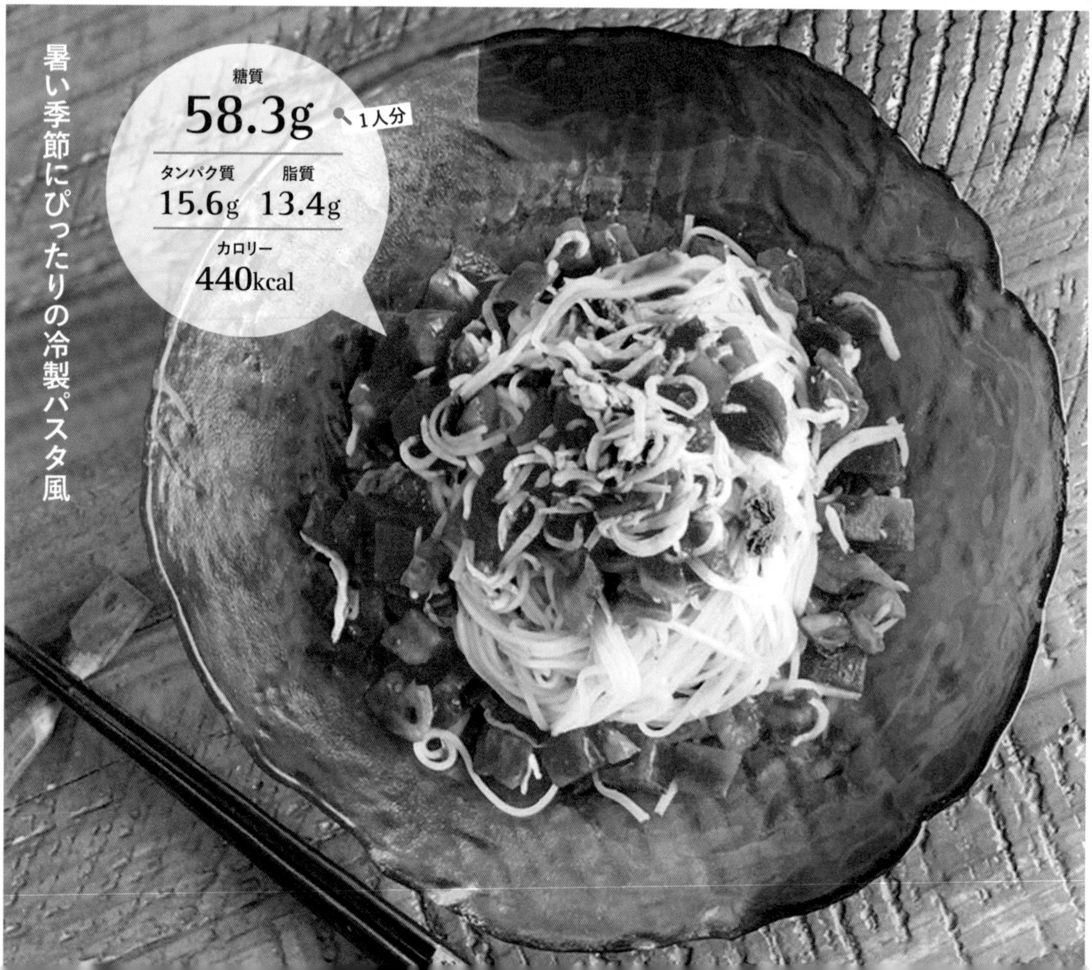

納豆冷やしそうめん
ねぎ塩だれ

材料　**2人分**

ひきわり納豆（たれ付き）
…… 100g
そうめん …… 160g
●ねぎ塩だれ
レモン汁 …… 大さじ1と1/3
長ねぎ（みじん切り） …… 1本分
にんにく（すりおろし） …… 小さじ1/2
ごま油 …… 大さじ2
鶏がらスープの素（顆粒）
…… 小さじ1/2
ラカントS …… 小さじ1/2
塩 …… 小さじ1/2
黒こしょう …… 少々
●トッピング
刻み海苔 …… 好みに応じて

作り方

❶ 器に納豆を入れて粘りが出るまでよく混ぜ、たれを加えて軽く混ぜる。
❷ ボウルにねぎ塩だれの材料を入れ、混ぜ合わせる。
❸ そうめんは沸騰した湯で袋の表示時間どおりにゆでる。ざるにあげ、流水でもみ洗いし、ぬめりを取る。氷水につけて冷やしたら、水気をきる。
❹ ❷のボウルに❸のそうめんを入れ、たれがからむようによく混ぜ合わせる。
❺ 器に盛り付け、❶の納豆をのせ、好みに応じて刻み海苔をのせる。

POINT

そうめんとのからみやすさから、納豆はひきわりがおすすめです。

調理時間 30分

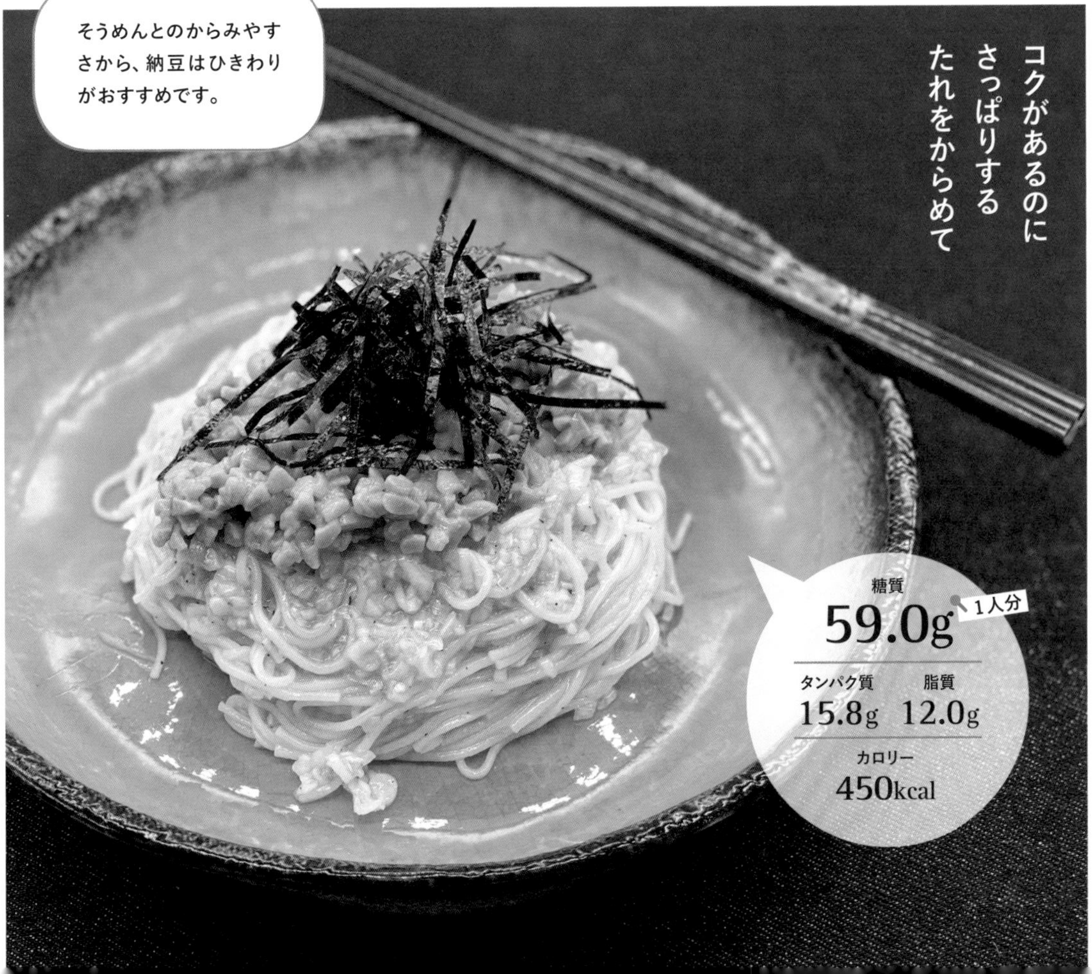

コクがあるのにさっぱりするたれをからめて

糖質 59.0g 1人分
タンパク質 15.8g
脂質 12.0g
カロリー 450kcal

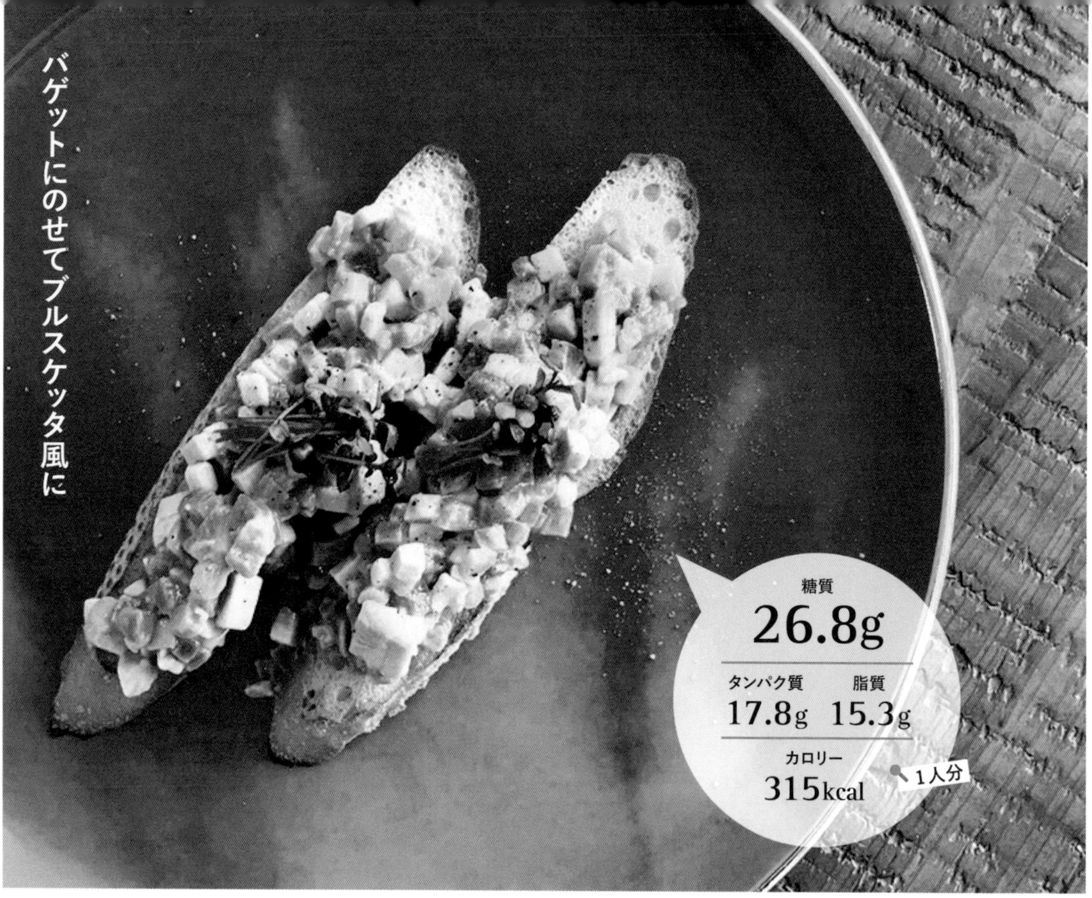

まぐろとアボカドのタルタル
ブルスケッタ風

調理時間 15分

材料 **2人分**

まぐろ（刺身用） …… 100g
アボカド（5㎜の角切り） …… 1個分
ライム汁またはレモン汁 …… 少々
バゲット（1㎝幅の斜め切り） …… 4枚
●ドレッシング（10人分）
　オリーブオイル …… 110㎖
　白ワインビネガー …… 大さじ4
　醤油 …… 小さじ1
　ケッパー …… 10粒
　塩 …… 小さじ2
●トッピング（2人分）
　黒こしょう …… 少々
　カイワレダイコン …… 好みに応じて

作り方

❶ ドレッシングの材料をミキサーなどで攪拌し、なめらかにする。
❷ まぐろは5㎜角に切る。
❸ バゲットはトースターまたはフライパンで軽く焼く。
❹ ボウルに❷のまぐろ、アボカド、ライム汁（またはレモン汁）、❶のドレッシングを大さじ5入れて混ぜ合わせる。
❺ ❸のバゲットに❹をのせ、黒こしょうをふり、好みに応じてカイワレダイコンをのせる。

POINT

ドレッシングは多めに作り置きすることをおすすめします。要冷蔵で約1カ月は問題なく使用できます。

PART

4

ちょっとしたお楽しみ

スープ、デザート

温かいスープを飲むと体の内側から温まり、ほっとします。また、食後のデザートは幸せな気分にさせてくれます。癒し的役割もあるスープとデザートをファットアダプトにぴったりのレシピに仕上げました。

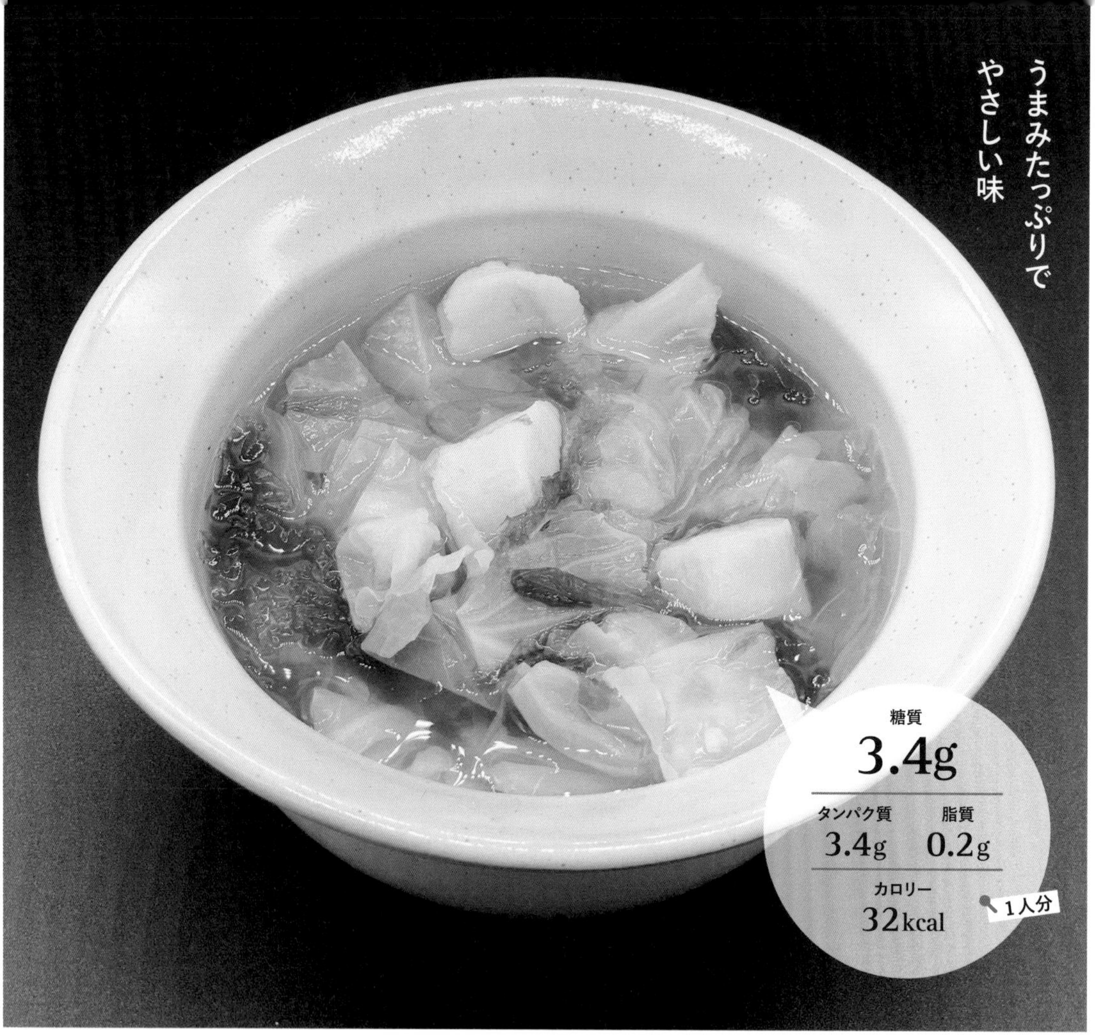

調理時間 15分

帆立と春キャベツのだしスープ

材料 2人分

帆立（4つ割り）…… 4個分
玉ねぎ（スライス）…… 1/4個分
春キャベツ（ざく切り）…… 1/6個分
あおさ海苔（乾燥）…… 少々
かつおだし…… 2カップ
白だし…… 大さじ1
塩…… 小さじ1/4

作り方

❶ 鍋にかつおだしと玉ねぎを入れ、一煮立ちさせる。
❷ 帆立、春キャベツ、塩を入れて蓋をし、野菜が柔らかくなるまで中火で5分ほど煮る。
❸ 白だしとあおさ海苔を加えて一煮立ちさせ、器に盛り付ける。

POINT

春キャベツは柔らかく火が通りやすいので、煮込みすぎないようにしましょう。帆立がなければ、ほかの魚介でも代用可能です。

魚介たっぷりスープ

材料 **2人分**

あさり（砂抜き済） …… 8個
むきえび …… 40g
いか …… 40g
ゆでだこ …… 40g
ミニトマト（半分に切る） …… 12個分
オリーブオイル …… 大さじ1
にんにく（つぶす） …… 4g
鷹の爪 …… 好みに応じて
水 …… 170㎖
塩 …… 小さじ1/5
●**トッピング**
イタリアンパセリ（ちぎる）
…… 好みに応じて

作り方

❶ あさりは水洗いする。えびは背ワタを取る。いかは斜め格子状に切れ目を入れ、一口大に切る。たこは1㎝角に切る。
❷ 鍋にオリーブオイルをひき、にんにくと好みに応じて鷹の爪を弱火で炒める。にんにくが薄いきつね色になったら鷹の爪を取り出す。
❸ 強火にし、ミニトマトと塩を入れて3〜5分煮込む。
❹ ❶の魚介を加えてミニトマトとなじませたら、水を加えて蓋をし、強火のまま5分ほど煮る。
❺ 仕上げに塩少々（分量外）で味を調え、器に盛り付ける。好みに応じてパセリをちらす。

POINT

辛みが苦手な人は鷹の爪を抜いてください。魚介は好きなものでよく、冷凍品を使ってもOKです。

調理時間 30分

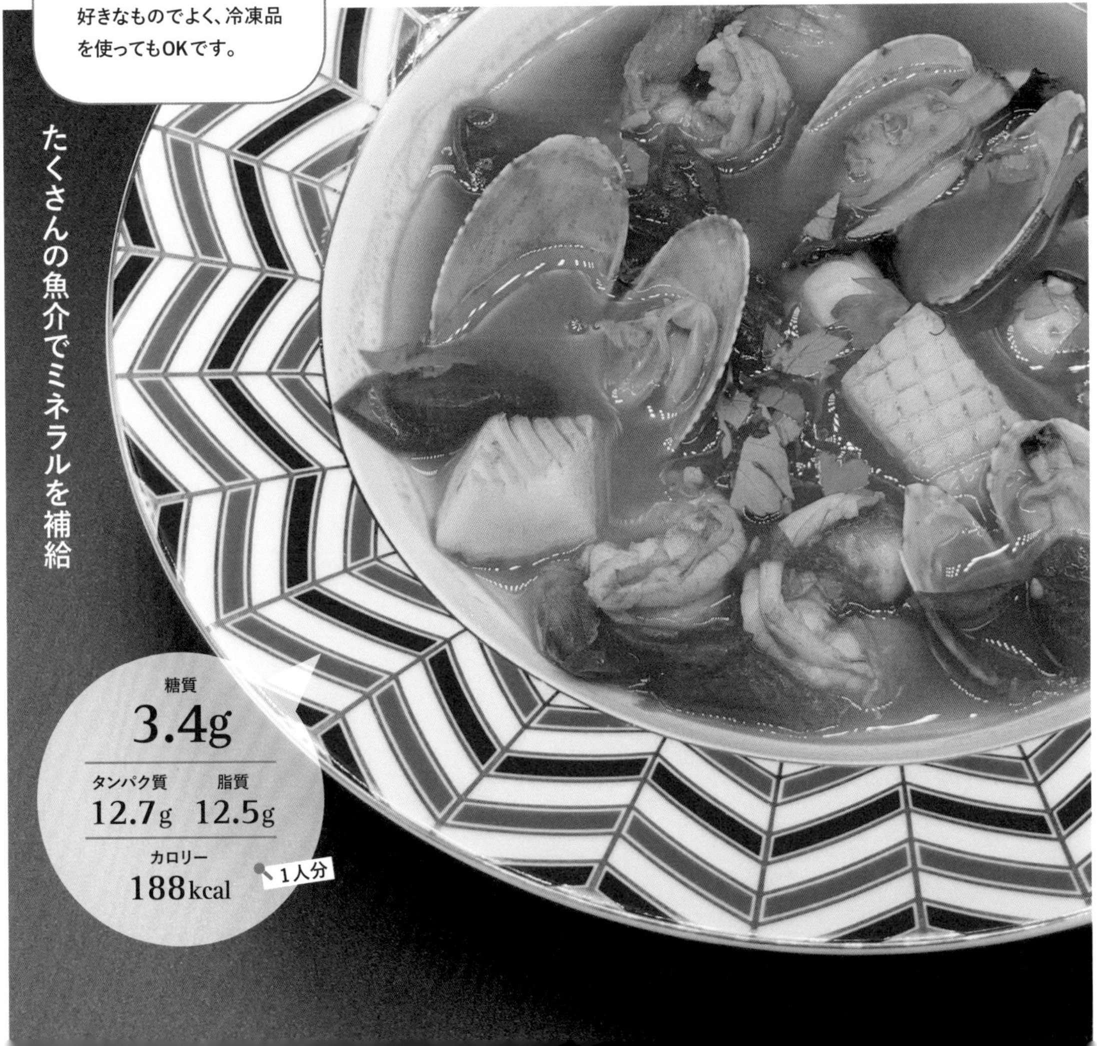

たくさんの魚介でミネラルを補給

糖質 3.4g
タンパク質 12.7g
脂質 12.5g
カロリー 188kcal
1人分

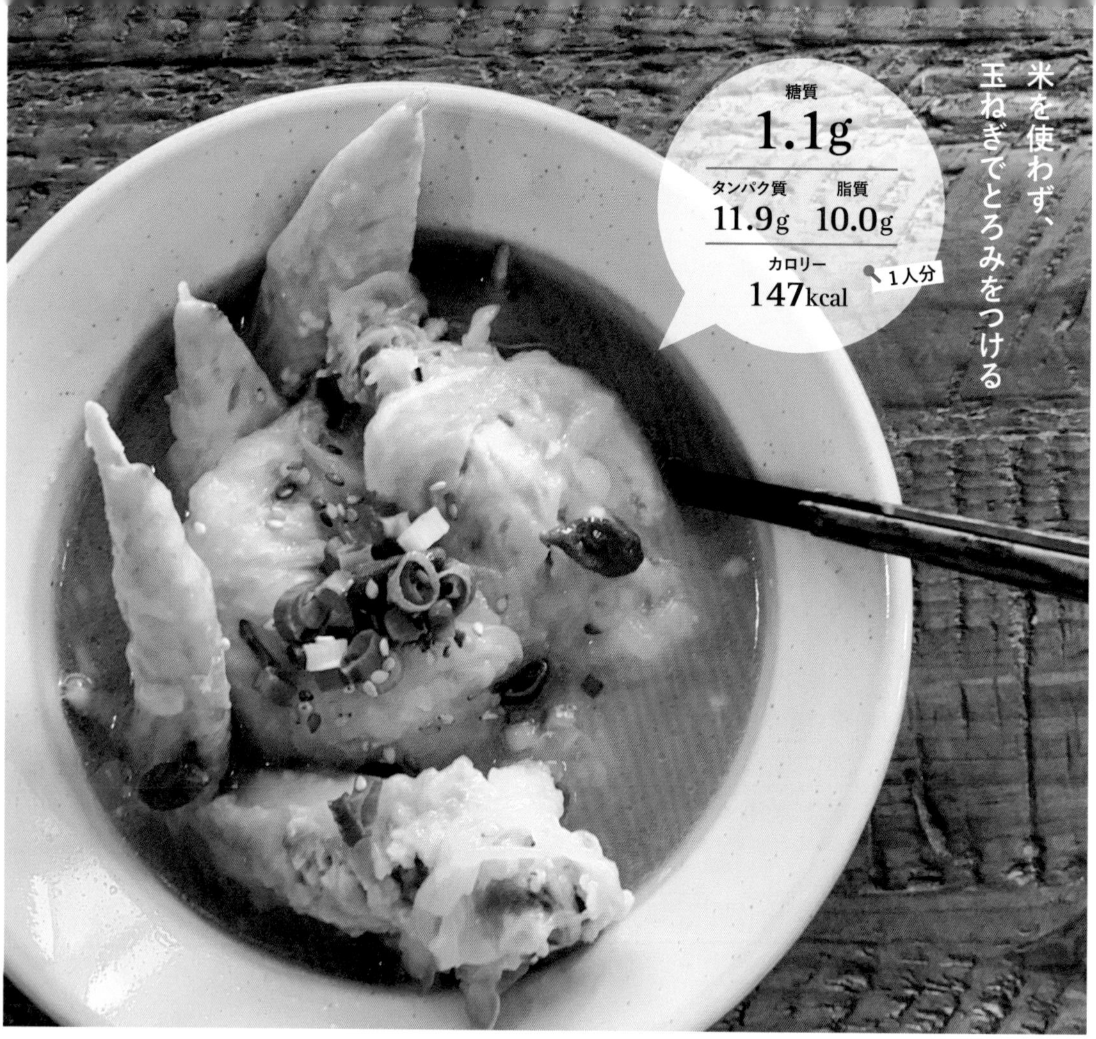

鶏手羽先と新玉ねぎのサムゲタン風スープ

調理時間 40分

材料 **2人分**

鶏手羽先 …… 240g
新玉ねぎ（スライス） …… 1と1/2個分
しょうが（すりおろす） …… 大さじ1/2
にんにく（すりおろす） …… 大さじ1/2
鶏がらスープの素（顆粒） …… 大さじ1
ごま油 …… 大さじ1と2/3
塩 …… 少々
水 …… 5カップ
クコの実 …… 10個
●**トッピング**
　万能ねぎ（小口切り） …… 少々
　白ごま …… 少々

作り方

❶ 手羽先に切り込みを入れる。
❷ 鍋に❶の手羽先、玉ねぎ、水、しょうが、にんにく、鶏がらスープの素、ごま油、塩を入れて強火にかける。
❸ 沸騰したらアクを取り、クコの実を入れて弱火で30〜40分煮込む。
❹ 器に盛り付け、万能ねぎをのせ、白ごまをちらす。

POINT

韓国料理のサムゲタンは米を入れてとろみをつけますが、このレシピでは米は使わず、たっぷりの玉ねぎで代用します。

豚肉のチゲスープ

材料 **2人分**

豚肩ロース薄切り肉 …… 150g
絹豆腐 …… 300g
えのき茸 …… 1/2パック(85g)
にら(5㎝幅に切る) …… 1/2束分
白菜キムチ …… 100g
かつおだし …… 2と1/2カップ
●合わせみそ
みそ …… 大さじ2
醤油 …… 小さじ1
豆板醤 …… 小さじ2
ラカントS …… 小さじ2

作り方

❶ えのき茸は根元を切り落とし、ほぐす。豆腐は水気をきる。豚肉は一口大に切る。
❷ ボウルに合わせみその材料を入れ、混ぜ合わせる。
❸ 鍋にかつおだし、❶のえのき茸、豆腐をスプーンですくいながら入れ、強火にかける。
❹ 沸騰したら❶の豚肉を入れ、アクを取る。
❺ ❷のボウルに❹の汁を少し入れて合わせみそを溶き、鍋に戻して煮込む。
❻ にらとキムチを加えて一煮立ちさせ、器に盛り付ける。

POINT

豆板醤の代わりにコチュジャンを使ってもおいしいです。魚介をプラスするとよりコクのある味わいになります。

調理時間 30分

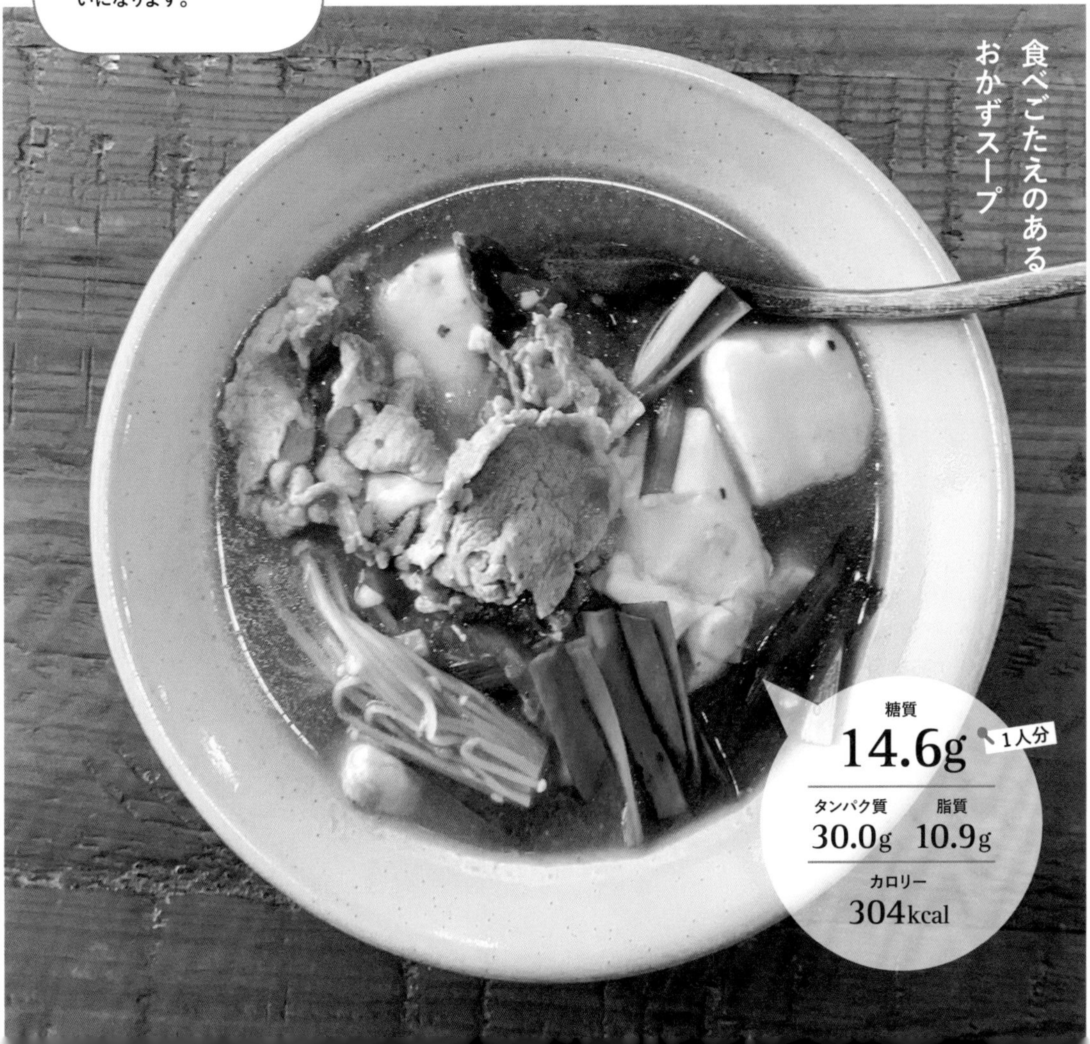

トムヤムクン

材料　**2人分**

殻付きえび …… 12尾
玉ねぎ（スライス） …… 1/2個分
ミニトマト（半分に切る） …… 12個分
マッシュルーム（4つ割り） …… 4個分
オリーブオイル …… 大さじ2
ガーリックパウダー …… 小さじ1
ジンジャーパウダー …… 小さじ1
パプリカパウダー …… 小さじ1
チリパウダー …… 好みに応じて
ナンプラー …… 大さじ2
豆板醤 …… 小さじ1
水 …… 2と1/2カップ
● **トッピング**
　ライム（半分に切る） …… 1個
　パクチー（葉先をちぎる）
　…… 好みに応じて

作り方

❶ えびの背にキッチンバサミで縦に切り込みを入れて背ワタを取り除き、殻は尾側1節を残してはずし、尾は先端を切って包丁でこそげ、水分を出す。えびの殻はだしをとるので捨てない。

❷ ボウルに❶のえびを入れ、塩と片栗粉各少々（材料外）をふってよく揉み込んだら、流水で洗い、キッチンペーパーで水気を拭き取る。

❸ 鍋を熱し、オリーブオイルをひく。 玉ねぎ、マッシュルーム、ミニトマトを入れ、ガーリックパウダーとジンジャーパウダーを加えて中火で炒める。

❹ パプリカパウダーと豆板醤、好みに応じてチリパウダーを入れて混ぜ合わせ、水を加える。

❺ ❶のえびの殻を水きりネットなどに入れ、❹に入れる。沸騰したらアクを取り、蓋をして中火のまま3～5分煮込む。

❻ えびの殻入りネットを取り出し、ナンプラーと❷のえびを加え、5分ほど煮る。

❼ 器に盛り付け、ライムと好みに応じてパクチーをのせる。

POINT

ガーリックパウダーとジンジャーパウダーがない場合は、にんにくとしょうがのみじん切りで代用してください。

調理時間　**30**分

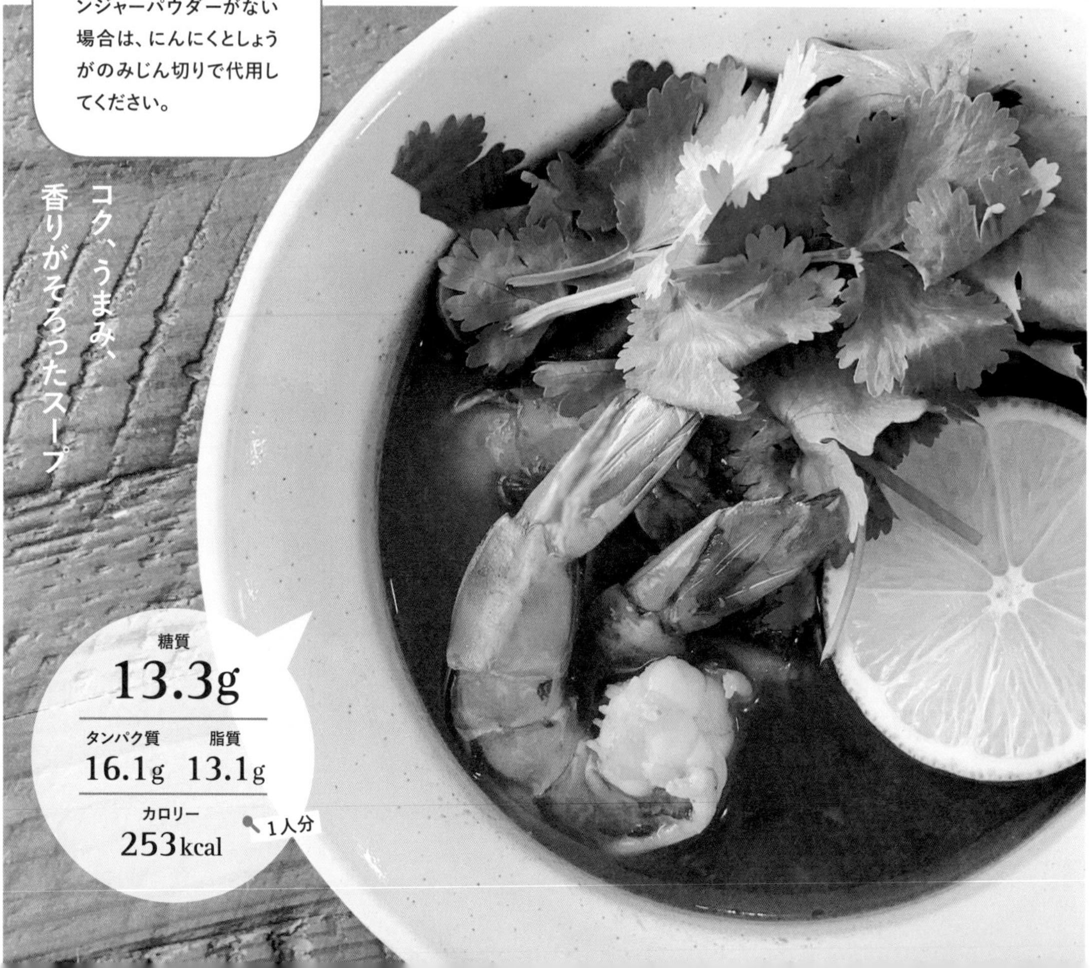

糖質
13.3g
タンパク質 **16.1g**　脂質 **13.1g**
カロリー **253kcal**
1人分

糖質
2.0g
1人分

タンパク質 3.7g
脂質 17.9g

カロリー 188kcal

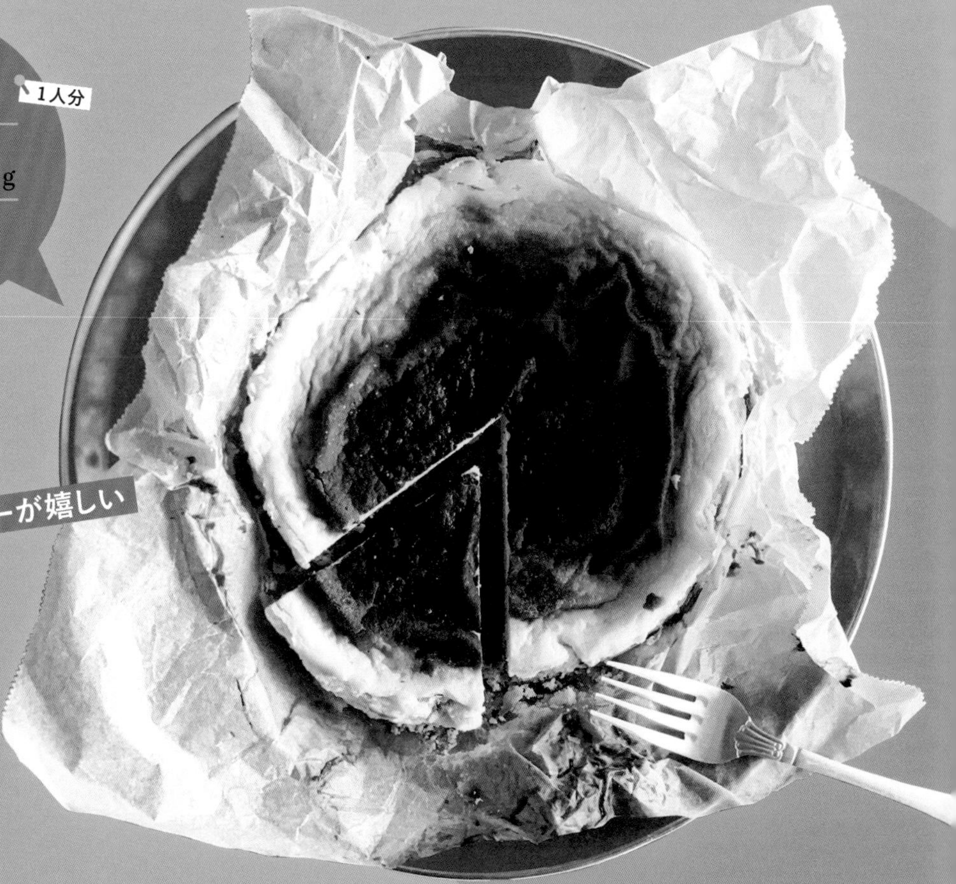

濃厚なのに
ローカロリーが嬉しい

濃厚チーズケーキ

材料 直径18㎝ケーキ型1台分

クリームチーズ …… 200g
卵黄 …… 1個分
卵 …… 1個
生クリーム（動物性） …… 150㎖
レモン汁 …… 1/2個分
ラカントS …… 75g
薄力粉 …… 大さじ1

POINT

材料は混ぜる順番がとても大切です。クリームチーズとラカントSを混ぜ合わせた後は、水分量の少ないものから順に加えていきましょう。

作り方

❶ クリームチーズは室温にもどすか、電子レンジ600Wで1分加熱して柔らかくする。
❷ オーブンは170℃に予熱する。
❸ ケーキ型にクッキングシートをしく。
❹ ボウルに❶のクリームチーズを入れ、ホイッパーでよく混ぜ、ラカントSを加えてさらに混ぜ合わせる。
❺ 卵黄、卵、生クリーム、レモン汁を順に入れ、そのつど混ぜ合わせる。
❻ 薄力粉をこし器などでふるいながら入れ、ゆっくりと混ぜ合わせる。
❼ ❻をこし器でこしながら❸の型に流し入れ、テーブルに打ちつけて全体を平らにする。
❽ 170℃のオーブンで30〜35分焼く。
❾ 型からはずして粗熱を取り、冷蔵庫で6時間くらい冷やす。

調理時間 60分

ビターチョコレートテリーヌ

材料　**23×10×7㎝テリーヌ型1台分**

チョコレート（カカオ70%） …… 200g
溶き卵 …… 2個分
無塩バター …… 100g
生クリーム（動物性） …… 1/2カップ
ラカントS …… 50g
ココアパウダー …… 大さじ1

POINT

できあがりをカットするとき、包丁を温めてから切ると、断面がきれいに出ます。

作り方

❶ 湯煎用に大きめの鍋に水を入れて沸騰させる。オーブンは180℃に予熱する。
❷ テリーヌ型に薄くバター（分量外）を塗り、クッキングシートをしく。
❸ 無塩バターを薄く切り、チョコレートは包丁で砕き、ボウルに入れる。
❹ ❸のボウルの底を❶の湯につけ、湯煎しながらバターとチョコレートをゆっくり溶かして混ぜ合わせる。
❺ ラカントS、溶き卵、生クリーム、ココアパウダーを順に入れ、そのつど混ぜ合わせる。
❻ ❺を❷の型に流し入れる。型を軽くテーブルに打ちつけて空気を抜く。
❼ 天板に湯を注ぎ、❻を180℃のオーブンで15分蒸し焼きにする。
❽ オーブンから取り出し、型からはずして粗熱を取り、冷蔵庫で8時間くらい冷やす。食べる直前にココアパウダー（分量外）をふる。

調理時間　60分

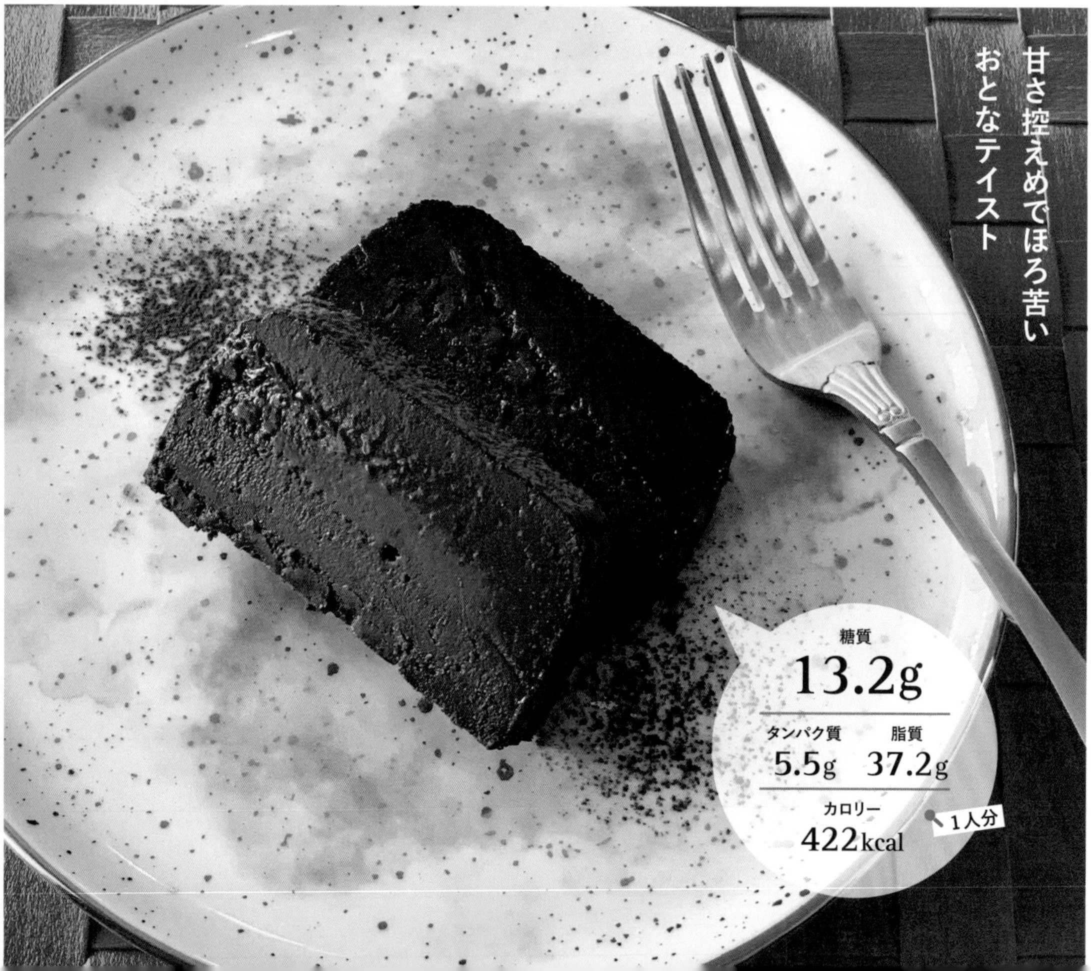

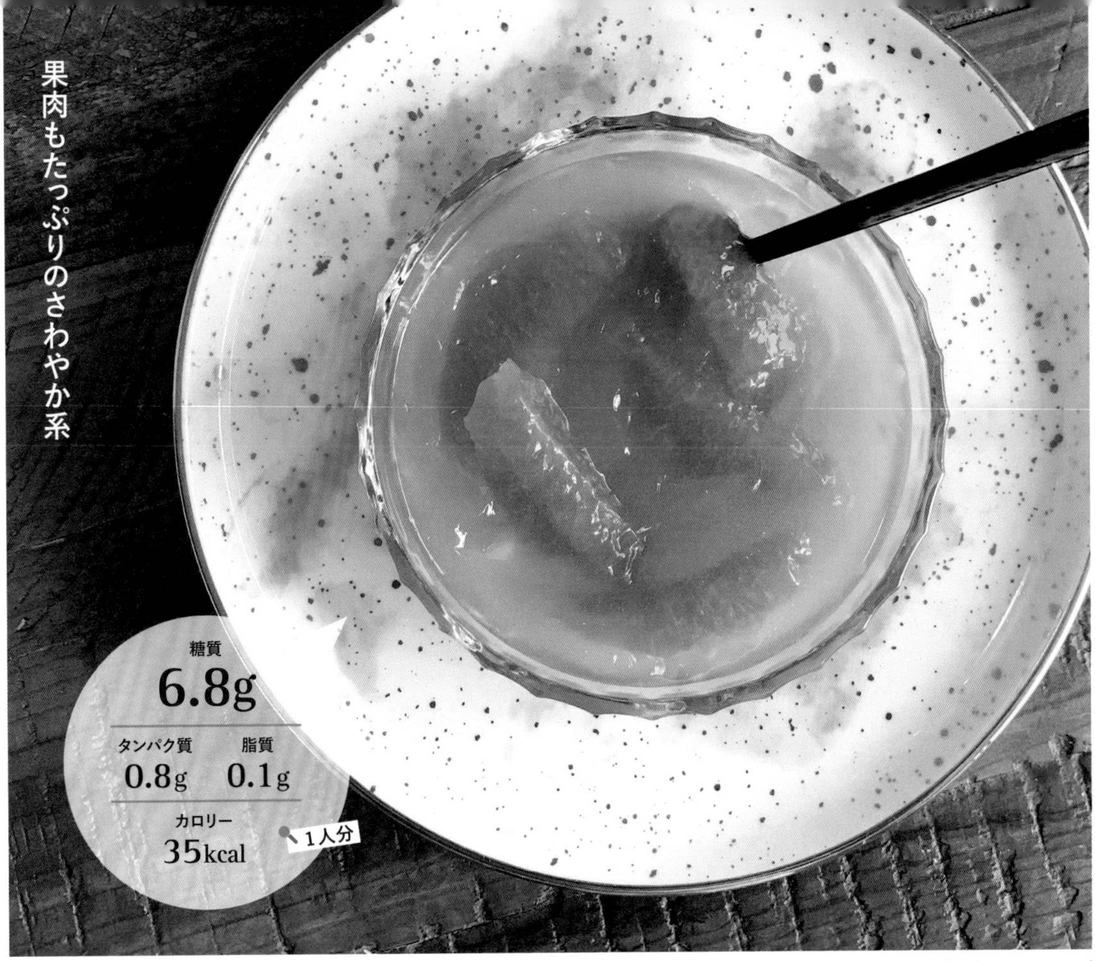

調理時間 60分

フレッシュ グレープフルーツゼリー

材料 **2人分**

グレープフルーツ（ルビー） …… 2個
ラカントS …… 大さじ1
粉ゼラチン …… 5g
水（ゼラチン用） …… 10mℓ

作り方

❶ グレープフルーツは包丁で皮をむき、薄皮にそって包丁を入れ、果肉を1房ずつ切り分ける。果肉を10房ほど取り分け、残りは果汁をしぼる。

❷ 小鍋に❶の果汁を入れ、弱火で5分ほど温める。

❸ 耐熱容器に水と粉ゼラチンを入れ、ラップをかけずに電子レンジ500Wで10〜20秒加熱してふやかす。

❹ 大きめのボウルに氷水を、小さめのボウルには裏ごし用の水きりネットを用意する。

❺ ❷の鍋肌がふつふつとなり、沸騰直前になったら、ラカントSを入れて火を止め、❸のゼラチンを加えてゴムベラで混ぜ合わせる。

❻ ❹の小さめのボウルに❺を注いでこす。

❼ ❻のボウルの底を❹の氷水につけて冷やす。ときどきかき混ぜ、十分に冷やしてゼリー液がもったりしてきたら、器に1/4量ずつを流し入れ、❶の果肉をトッピングする。残りをそれぞれ流し入れ、冷蔵庫で1時間ほど冷やし固める。

POINT

「水きりネット」などを使用すると、果汁を余すところなくしぼれるので便利です。

抹茶の香りが広がる

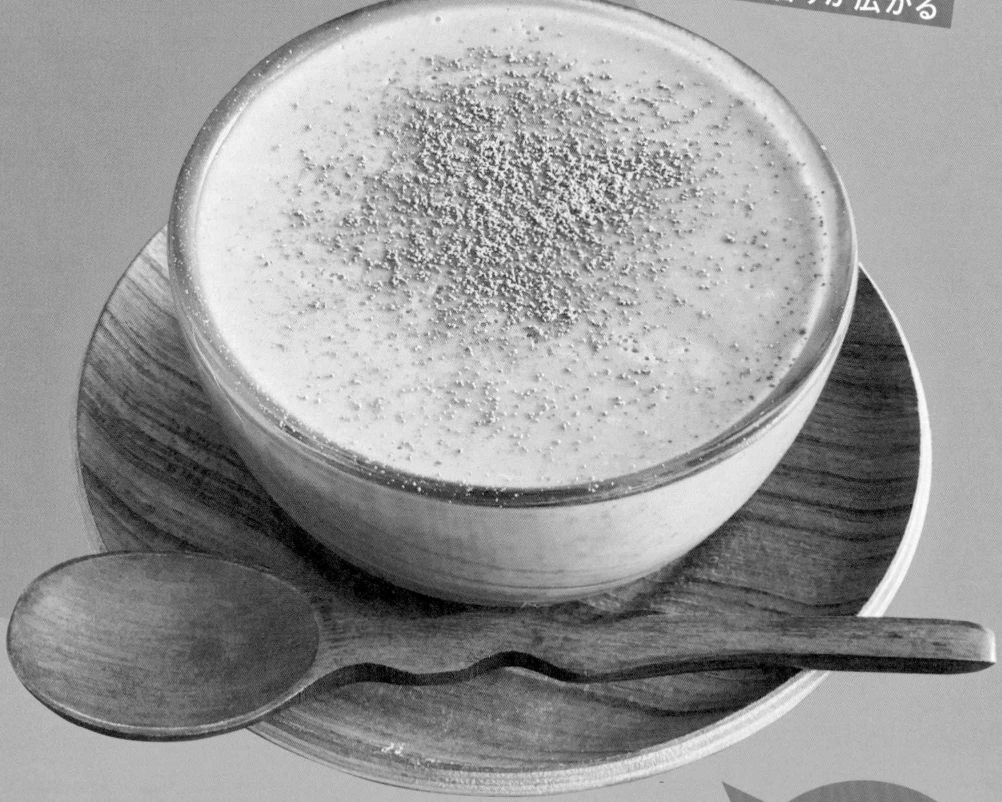

糖質
8.3g

タンパク質 7.9g　脂質 7.0g

カロリー 140kcal　1人分

豆乳抹茶プリン

材料　2人分

豆乳 …… 1と3/4カップ
抹茶パウダー …… 大さじ2
ラカントS …… 大さじ3
粉ゼラチン …… 小さじ2
水（ゼラチン用） …… 20㎖

作り方

❶ 小鍋に豆乳を入れ、弱火で温める。
❷ 耐熱容器に水と粉ゼラチンを入れ、ラップをかけず電子レンジ500Wで20秒加熱してふやかす。
❸ 大きめのボウルに氷水を用意する。
❹ ❶の豆乳が沸騰直前になったら、ラカントSと抹茶パウダーを入れてホイッパーでよくかき混ぜ、火を止める。
❺ ❷のゼラチンを加えて、よく混ぜ合わせ、こし器でこしてボウルに入れる。
❻ ❺のボウルの底を❸の氷水につけて冷やす。ときどきかき混ぜ、十分に冷やしてプリン液がもったりしてきたら、冷蔵庫で30分ほど冷やし固める。食べる直前に抹茶パウダー（分量外）をふる。

調理時間　40分

POINT

豆乳は牛乳やアーモンドミルクでも代用できます。

アーモンドミルクのパンナコッタ
自家製いちごソース

材料　2人分

生クリーム（動物性）…… 260㎖
アーモンドミルク …… 大さじ4
ラカントS …… 大さじ5
粉ゼラチン …… 小さじ2
バニラエッセンス …… 少々
●自家製いちごソース
　いちご（へたを取る）…… 11個
　ラカントS …… 小さじ2
●トッピング
　いちご（縦に薄切り）…… 2個分

作り方

❶ 鍋に生クリーム、アーモンドミルク、バニラエッセンスを入れ、弱火で温める。
❷ 大きめのボウルに氷水を用意する。
❸ ❶が沸騰直前になったら火を止め、ラカントSと粉ゼラチンを入れ、よく混ぜ合わせ、こし器でこしてボウルに入れる。
❹ ❸のボウルの底を❷の氷水につける。パンナコッタ液がもったりしてきたら、器に半量ずつ流し入れ、冷蔵庫で1時間以上冷やす。
❺ 鍋にソースの材料を入れ、弱火でいちごが柔らかくなり、水分がなくなるまで煮詰めたら、ミキサーなどで攪拌する。
❻ ❹に❺のソースをかけ、薄切りにしたいちごをのせる。

糖質　1人分
10.2g
タンパク質 3.8g　脂質 59.1g
カロリー 605kcal

フレッシュいちごを
たっぷり使って

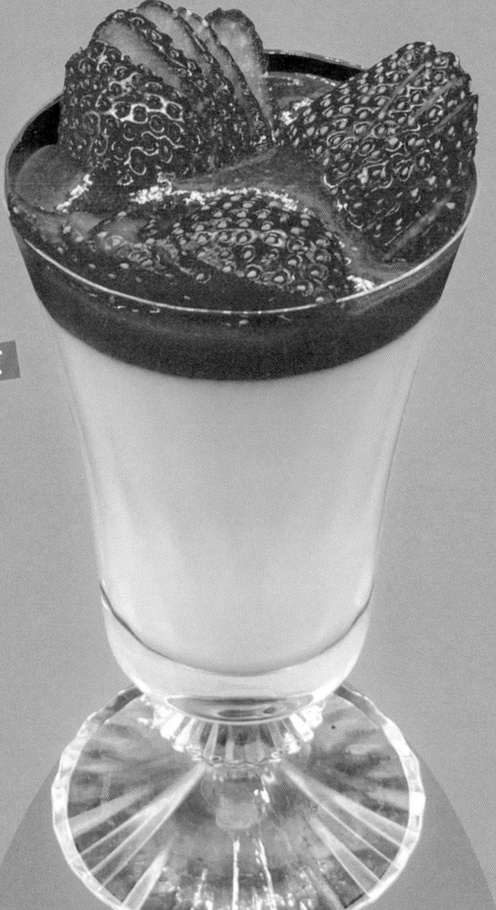

POINT

アーモンドミルクは豆乳や牛乳でも代用できます。

調理時間 60分

加藤超也が実際に使用している おすすめの材料と調理道具

ラカントS
（SARAYA）

「糖質コントロールには欠かせない、カロリーゼロの自然派甘味料です。血糖値に影響がないのがいいですね」

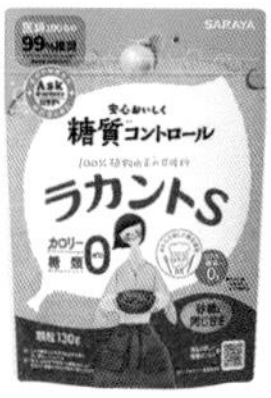

へるしごはん
（SARAYA）

「通常の白米より36％糖質量を抑えたご飯。大麦を白米と同じ大きさに加工するという企業努力から生まれた、糖質コントロールには欠かせないお米です。特にリゾット、パエリアにおすすめです」

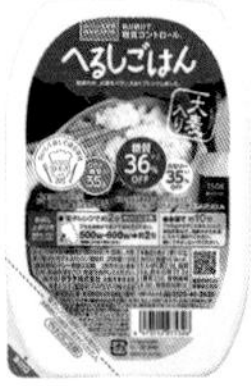

BOSCO エキストラバージンオリーブオイル
（日清オイリオ）

「オイルの酸化を防ぐフレッシュキープボトルを使用しています。少量なので使い切りができるところもいい。非常に使い勝手のいいオイルで、フルーティでフレッシュな香りが特長です」

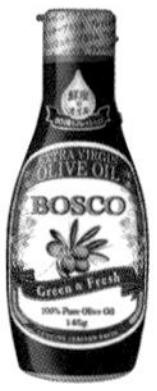

ラヴィダ 天日海塩
（ミレニアムマーケティング）

「イタリア・シチリア島の天然の海塩です。甘みが特徴でシェフ時代から愛用している一品。長友選手のサポートでどこの国に行くにも必ず持ち運ぶくらい必要不可欠な調味料です」

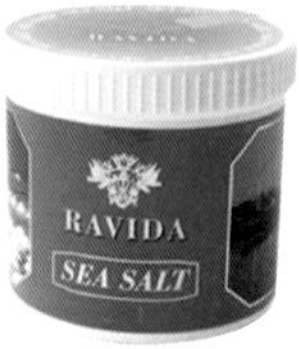

鵠沼魚醤
（NORMA）

「神奈川県の片瀬漁港で水揚げされた新鮮なかたくちいわしを塩漬けし、約1年間熟成させた魚醤。大好きな調味料のひとつです」

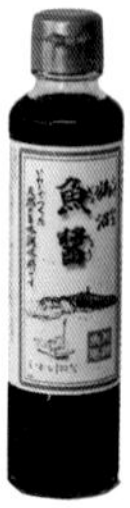

プラス糀 無添加 糀美人
（マルコメ）

「国産米100％でぜいたくに米糀を使ったみそです。甘み、うまみ、コクのバランスが絶妙です」

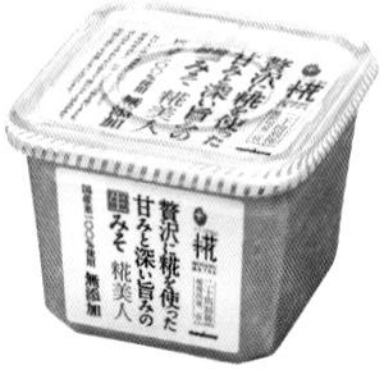

化学調味料無添加のガラスープ
（ユウキ食品）

「化学調味料を使わず、チキンエキスをベースに野菜や香辛料をほどよくブレンドしたもの。鶏がらスープの素を買うときはいつもコレです」

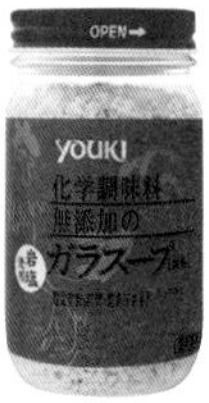

スカーリアさんのアンチョビ
（光が丘興産）

「地中海のとれたてかたくちいわしのうまみが凝縮されています。いわしに含まれる必須脂肪酸とタンパク質が摂取できます」

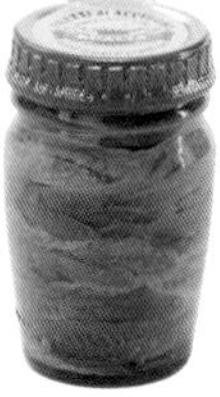

板かまぼこ
（鈴廣かまぼこ）

「化学調味料不使用で天然素材の魚のタンパク質が豊富なかまぼこ。ハードなトレーニング後のリカバリーや補食などにも最適で、日々の食卓に加えるだけで良質なタンパク質が摂取できます」

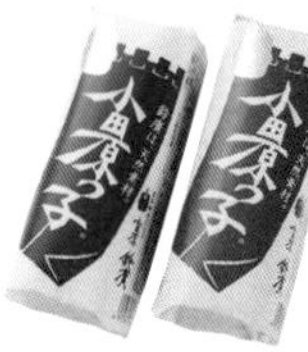

低温調理器 BONIQ

（葉山社中）

「この本のレシピにたびたび登場する低温調理器はこれを使用しています。低温で火を通すことで高タンパク質の肉のうまみを閉じ込め、柔らかい食感に。油脂の酸化防止になります」

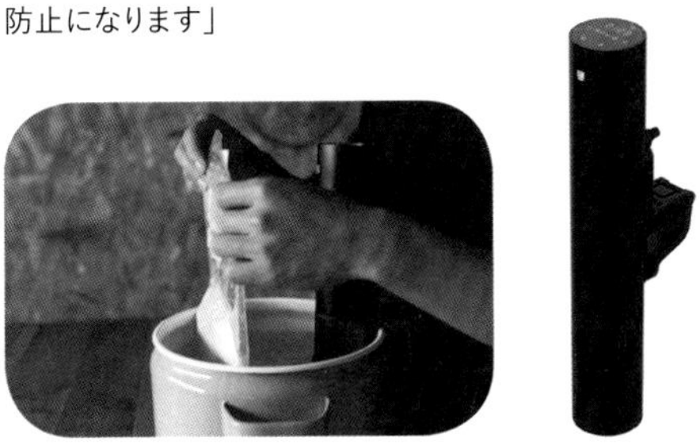

Vitamix

（アントレックス）

「攪拌力が桁違いのミキサーで、調理の方法の幅が格段に広がります。食材を分子レベルまで細かくするので、消化吸収の手助けになるのです」

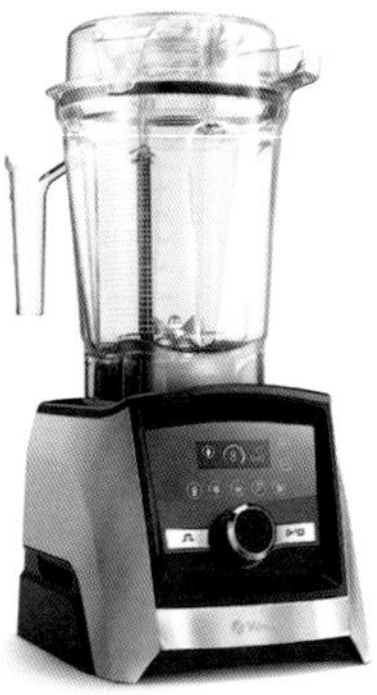

包丁 正宗

（正宗工芸美術製作所）

「刃物の老舗で作られている日本の名刀で、職人の情熱が包丁そのものに表れています。写真は牛刀ですが、ペティナイフも使用しています」

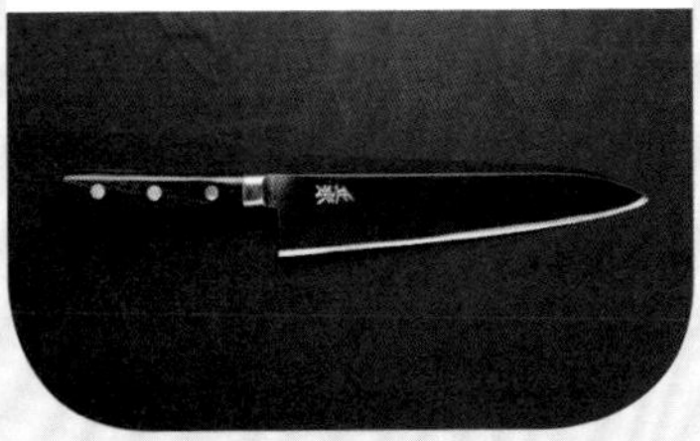

デジタルクッキングスケールKJ-P11

（タニタ）

「〝計量は裏切らない!〟パティシエ時代に1g単位のレシピの違いがすべての仕上がりを左右することを経験してから、マストアイテムになりました」

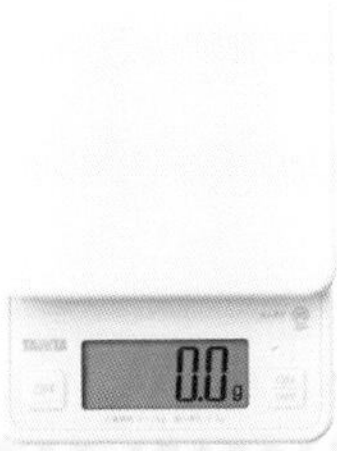

エプロン

（高友）

「スタイリッシュなアメカジブランドBARNSと私がタッグを組んで作ったエプロンです。これをつけるとテンションが上がります」

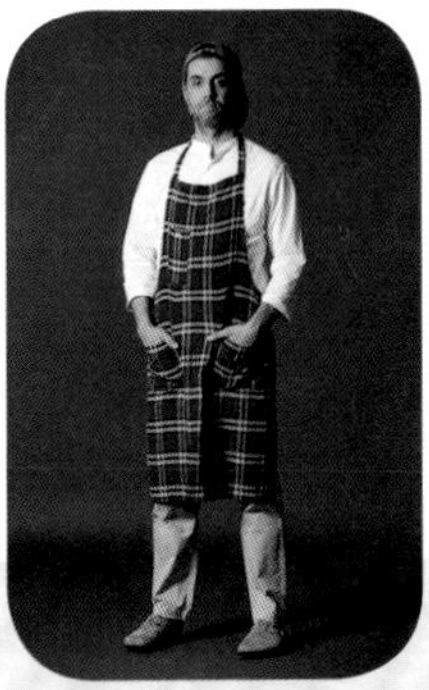

問い合わせ先

アントレックス FAX03-5368-1802
SARAYA 0120-40-3636
鈴廣かまぼこ 0120-07-4547
高友 ☎03-3481-0966
タニタ 0570-099-655
日清オイリオ 0120-016-024
NORMA ☎090-8504-9835
葉山社中 0800-700-6123
光が丘興産 ☎03-5372-4619
正宗工芸美術製作所 ☎0467-22-3962
マルコメ 0120-85-5420
ミレニアムマーケティング ☎03-5930-0630
ユウキ食品 0120-69-5321

おわりに

長友佑都選手の専属シェフになる以前の私は、
レストランのシェフをしていました。
2014年のある日のことです。レストランに来店してくださった
元サッカー日本代表の中澤佑二選手の徹底した食事管理を知り、
私は、料理人としての無力さと、新たな可能性に気づきました。

アスリートの食事に興味を持ち始めたのはそれからです。
レストランで働く合間に栄養学などを学び、資格も取得しました。

勉強するにつれ、食生活でアスリートに貢献するには、
日々の徹底的なサポートが必要不可欠だと知りました。
しかし、レストランのシェフとしてできることには限界があります。
そして考え抜いた末、「アスリート専属シェフ」になろうと決断しました。
その日から料理人としての新たな哲学ができたのです。

食べたもので体はつくられている。
機能性のある食事が、ヒトを幸せにする——と。

そう決意はしたものの、さっそく壁にぶつかりました。
そもそも「アスリート専属シェフ」になるためには、
機能性のある食事の効果を、体で証明してくれるアスリートが必要です。
しかも、食に対する僕の価値観に共感し、食事の機能性に興味を持って
納得して実践してもらわなければなりません。
そう考え、どう行動を起こすべきか思い悩んでいたところに、
チャンスの神様がきてくれたのです。

長友佑都選手です。
当時、長友選手はSNSで日々の食事内容を定期的に発信していました。
厚かましい話ですが、その行動にシンパシーを感じた僕は、
その瞬間、やったこともないSNSを開設し、長友選手のアカウントに
一通のメッセージを送っていたのです。

その2カ月後の2016年8月。
イタリア・ミラノで長友佑都選手の専属シェフとしての僕の仕事が始まりました。
当時、長友選手は日々の食事管理に徹底して取り組んでおり、
糖質を極端に減らした食事法をとっていました。
しかし、エネルギー不足やメンタル面の不調、瞬発力の低下を感じていたそうです。

私はここに改善点を見出し、食前、食後の血糖値検査を行い、
長友選手の体質に適正な糖質摂取量を数値化し、それに合った食事を作るようにしました。

この食事法を続けていくうちに、長友選手のパフォーマンスは向上し、
以前よりも調子のよい日が増えていったのです。

この食事法を遠隔でサポートしてくださったのが、北里大学北里研究所病院の
糖尿病センター長である山田悟医師でした。
日々の食事内容を数値化して山田先生と共有し、
医学的エビデンスを基に的確なアドバイスをいただくことで、
「ファットアダプト食事法」が完成したのです。

ファットアダプト食事法はアスリートだけに向けたものではありません。
是非、ご自身の体質、ライフスタイル、目的に合わせた
糖質量にコントロールしてください。
血糖値の急上昇を防ぎ、良質な脂質を積極的に摂ることでエネルギー源に変える
この食事法は、たくさんの方の健康と理想的な体づくりの力になるはずです。

またファットアダプト食事法は、

1 老化
2 酸化
3 糖化

ヒトを老けさせてしまう、この３つの「化け物」を予防する効果もあります。
この本では、炭水化物もしっかり摂取して、満足感も得られるレシピを
多数紹介しています。糖質を我慢して制限するのではなくて、
コントロールするのがファットアダプトです。
無理をする必要がないから、挫折しないで続けることができるはずです。

血糖値の急上昇を防ぐために、野菜などのサイドディッシュを先に食べて、
糖質（この本でいうP.56〜80のメニュー）を最後に摂る食べ方は、
ぜひ習慣化するようにしてください。

この本のレシピを参考にしていただき、作る楽しさ、食べる喜び、
食べた後の体の幸福をご自身とみなさんの大切な方に体感していただけたら嬉しいです。

2021年5月
加藤超也

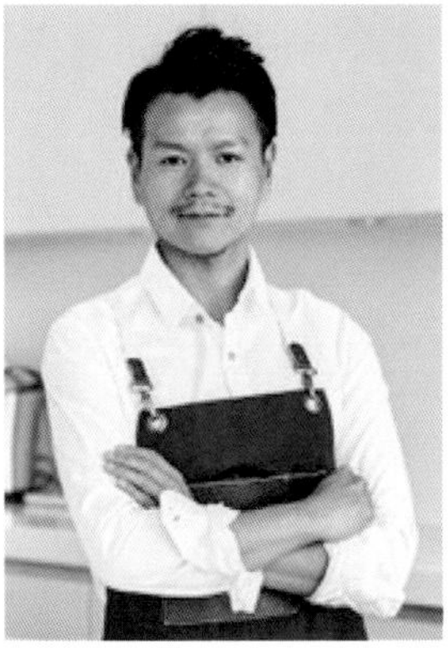

加藤超也
かとうたつや

株式会社Cuore所属。1984年生まれ。2016年にサッカー日本代表長友佑都専属シェフに就任。「食べたもので体はつくられている」をポリシーに、欧州と日本を行き来しながらサポートに従事。2019年には書籍『長友佑都のファットアダプト食事法』のレシピを監修。2020年からは、「アスリート自炊力向上プログラム」として、東京五輪サッカー日本代表候補の菅原由勢選手のサポートを開始。また2020年10月よりポタージュブランド「THE POTAGE」の商品プロデュースを行い、その他企業の商品開発などにも携わっている。

Instagram ● https://www.instagram.com/cuore_kato/
Twitter ● https://twitter.com/cuore_kato

Staff　企画協力／株式会社Cuore
執筆協力／土田由佳
ブックデザイン／木村由香利(986DESIGN)

長友佑都専属シェフが考案
食べて脂肪が燃える魔法のレシピ

2021年6月30日 第1刷発行

著　者　加藤超也
発行人　見城 徹
編集人　森下康樹
編集者　高部真人

発行所　株式会社 幻冬舎
〒151-0051 東京都渋谷区千駄ヶ谷4-9-7
電話 03(5411)6211(編集)
03(5411)6222(営業)
振替 00120-8-767643
印刷・製本所　大日本印刷株式会社

検印廃止

Printed in Japan
ISBN978-4-344-03787-8 C0077
幻冬舎ホームページアドレス https://www.gentosha.co.jp/

この本に関するご意見・ご感想をメールでお寄せいただく場合は、
comment@gentosha.co.jpまで。